REJOIGNEZ NOTRE COMMUNAUTÉ DE LECTEURS !

Inscrivez-vous à notre newsletter et recevez chaque mois :
- des conseils inédits pour vous sentir bien ;
- des interviews et des vidéos exclusives ;
- des avant-premières, des bonus et des jeux !

Rendez-vous sur la page :
http://leduc.force.com/lecteur

Découvrez aussi notre catalogue complet en ligne sur notre site : **www.editionsleduc.com**

Enfin, retrouvez toute notre actualité sur notre blog et sur les réseaux sociaux.

Édition : Marie-Pierre Garro
Correction : Marie-Laure Deveau
Maquette : Sébastienne Ocampo
Illustrations : Géraldine Lepoivre (p. 11), Fotolia

29 boulevard Raspail
75007 Paris – France
ISBN : 979-10-285-0453-3

DR PIERRE POPOWSKI

POUR LEUR SANTÉ, LAISSEZ-LES SE SALIR !

LEDUC.S
EDITIONS

Aux trois divinités grecques, éternels compagnons…

- *Aiôn*, qui gouverne le temps cyclique et nous ramène sans cesse au passé des origines ;
- *Kairos*, l'occasion, l'accident, ou le temps présent, seule forme palpable de l'éternité, qui nous oblige à faire des choix et à prendre des décisions « ici et maintenant » ;
- *Chronos*, le temps linéaire, qui nous pousse sans cesse vers un futur incertain.

« Ce qu'il y a de plus précieux dans une culture
c'est ce qu'elle a de mystérieux. »
L. Buñuel

Sommaire

Introduction

J'ai écrit ce livre, cher lecteur, pour partager avec vous ma vision des liens fondamentaux entre l'environnement et notre santé, plus particulièrement celle de nos enfants, qui grandissent à proximité d'une nature toujours plus polluée.

NOTRE PLANÈTE EST POLLUÉE : DE LA PRISE DE CONSCIENCE À LA NÉCESSITÉ D'AGIR

Abonné aux newsletters d'information médicale (*Le Quotidien du médecin*, par exemple), je reçois régulièrement des articles sur les dangers qui nous menacent – pesticides, perturbateurs endocriniens, etc. (la liste est longue) –, dangers dans l'air du temps et que vous connaissez bien pour en entendre régulièrement parler dans les médias. Je vous en citerai deux à titre d'exemples :

« Pesticides : un concentré de perturbateurs endocriniens dans des salades de supermarché » ou *« La fraise, un réservoir de pesticides perturbateurs endocriniens »...*

Doit-on considérer ces nouvelles comme des faits divers, aussitôt lus aussitôt oubliés, ou comme les symptômes têtus d'un mal profond qui nous ronge et qui emportera l'humanité, en commençant par la mise en danger de la santé de nos enfants si l'on ne tente pas d'y remédier par une prise de conscience dont l'urgence n'est pas encore perceptible ?

L'homme – *homo faber* –, par le biais de ses activités mondialisées menées sans aucune vergogne ni sagesse, est en train de détruire la planète. La mondialisation, fille des Lumières du XVIIIe siècle, des ères industrielle, économique et numérique des XIXe, XXe et XXIe siècles, a construit un mondialisme « en vase clos » où l'on peut déplorer dans notre environnement les mêmes constats que dans nos organismes. Les conséquences des dégâts environnementaux sont particulièrement apparentes pour peu que l'on soit attentif à la niche écologique dans laquelle nous vivons. Les dommages causés à *Gaia*, notre « Terre-Mère », sont proportionnels à ceux qui atteignent sournoisement l'organisme de nos enfants, perturbant l'harmonie de leur énergie vitale (ou « terrain »), détruisant toute espérance à pouvoir jouir dans le futur d'un corps et d'un esprit sains sur une planète saine. Et qui de mieux placé qu'un médecin, pédiatre et homéopathe de surcroît, pour lancer ce cri d'alarme dans le but de tenter de préserver la flamme d'une espérance raisonnable ?

J'AI OBSERVÉ LA NATURE QUI S'ADAPTE À LA POLLUTION…

En novembre 2016, nous nous promenions, mon épouse, mon chien et moi-même sur une plage de Vendée. Féru de botanique depuis plusieurs années, je ne passe plus à côté d'une plante ou d'une fleur inconnue sans m'arrêter pour l'examiner et la prendre éventuellement en photo. Je l'épingle ensuite à mon herbier « électronique » constitué de fleurs du pays des Olonnes. Ce jour-là, je fus surpris de trouver, au pied de la dune, un petit buisson d'une hauteur d'environ 30 cm, à fleurs violet pâle et succulentes (se dit d'organes végétaux charnus et riches en eau), une plante que je ne connaissais pas encore. Surpris à double titre, car elle poussait à même le sable et fleurissait en plein milieu de l'automne… Il s'est avéré que cette plante était un cakilier maritime, *Cakile maritima*, plus connue sous les noms de roquette de mer ou « tétine de souris ». Cette roquette de mer est donc une plante herbacée annuelle de la famille des brassicacées (famille des choux, moutarde, navet, raifort, colza, cresson…) à qui le sel marin ne fait pas peur, pas plus que la pollution par les composés azotés, car elle pousse sur les débris apportés par la mer (les *« laisses de mer »*), juste à la limite de la marée haute. Ce type de plantes dites « halonitrophiles » profite de la forte concentration en sel et surtout en nitrates, déposés par les grandes marées au sein des laisses de mer, conséquences des exactions menées contre la nature par notre civilisation, qui a perdu sa capacité d'émerveillement et, par conséquent, d'ouverture à la réalité de ce qu'elle est et de ce qui l'entoure…

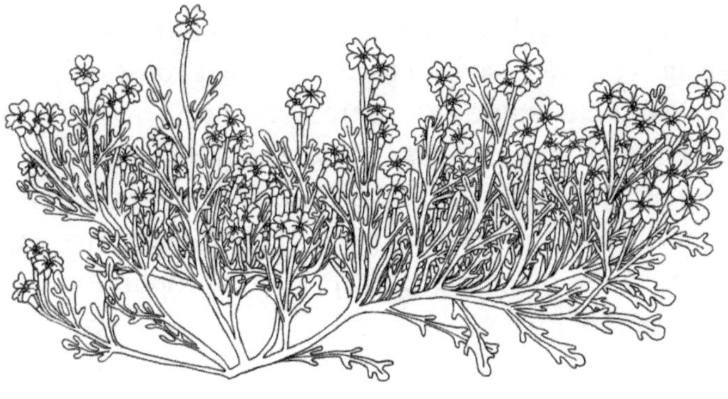

CAKILE MARITIMA

Cette petite fleur anodine vient nous rappeler à tous, mais surtout à celui qui sait porter un regard clair et lucide sur son environnement, que notre planète est polluée au plus haut degré et que même les plus jolies fleurs peuvent être des « étoiles sur le compost ».

Une seconde manifestation de la pollution, en apparence banale, qu'il me tient à cœur de mettre en exergue, est le *bloom*, ou « efflorescence algale », bien connu des bords de mer, particulièrement en Vendée. Les *blooms* sont de plus en plus communs de mars à juin sur les littoraux où s'accumulent trop de nutriments issus de l'activité humaine. Ce phénomène est caractérisé par un dépôt, parfois très abondant, d'écume couleur blanc crème poussée par le vent côtier, qui couvre l'eau ou qui est déposée sur les plages et les rochers du littoral par la marée descendante. On parle de *bloom* planctonique lorsque la mousse est formée à partir du mucus des algues, formation favorisée par une mer très agitée. Dans ce cas, l'espèce en cause est généralement *Phaeocystis pouchetii*, un genre d'algue nanoplanctonique marine (classe écologique du plancton, des prymnésiophycées, de taille comprise entre 2 µm et 20 µm).

Ce phénomène d'efflorescence algale, observé de plus en plus fréquemment, est lié, là encore, à l'utilisation intensive des fertilisants en agriculture ainsi qu'à l'accroissement constant des rejets urbains depuis cinquante ans, source d'éléments nutritifs pour le milieu aquatique. Cet enrichissement en nitrate (conséquence du lessivage des terres agricoles), en ammonium (rejets urbains) et en phosphate (érosion des terres agricoles et rejets urbains) cause un déséquilibre du milieu aquatique appelé « eutrophisation », dont le *bloom* est l'aboutissement visible.

LA SANTÉ DE NOS ENFANTS EST EN DANGER

Toutes ces observations nous invitent à un pèlerinage aux sources de la partie immergée de l'iceberg, une immense partie invisible expliquée dans ce livre : les dangers cachés dont il faut protéger nos enfants. Je tenterai de faire le point sur les effets néfastes de l'environnement au sens large sur la « nature intérieure » invisible de nos enfants, que l'on appelle « terrain », en traitant, principalement mais non exclusivement, de l'effet des différentes intoxications et intolérances qui touchent les microbiotes dont ils sont porteurs, ces bactéries que nous hébergeons. Localisées principalement à nos interfaces digestive, cutanée et respiratoire, elles nous proposent presque quotidiennement leur lot de surprises : bonnes et/ou mauvaises, elles sont en tout cas au carrefour de tout ce qui concerne la santé et la maladie. Elles sont à la frontière de nos tendances innées cachées dans l'ADN de nos cellules, en particulier celles de notre système immunitaire qui tend à préserver notre intégrité, et de l'environnement de plus en plus pollué qui nous agresse, et plus particulièrement nos enfants, nous l'avons dit.

D'abondants résultats de recherches révolutionnent aujourd'hui la prise en charge de nombreuses pathologies aiguës et chroniques de l'enfant, des banales maladies de la petite enfance (rhino-pharyngites, otites...) aux fastidieuses maladies inflammatoires du tube digestif, de la peau et/ou de l'arbre respiratoire ou aux préoccupants troubles du spectre autistique ou de la régulation glycémique (diabète). C'est sur cet ensemble qu'il s'agit aujourd'hui de porter un regard neuf, en ne négligeant pas, au passage, d'en porter un autre, attentif, sur la dangerosité de notre environnement. L'intérêt principal des nouvelles données de la science est de dépasser le simple cadre informatif pour vous proposer, certes des informations, mais surtout des conseils d'hygiène, des prises en charge thérapeutiques simples, curatives et préventives, pouvant concerner tout le monde, petits et grands, malades ou en bonne santé.

Fruit de quarante années de pratique de la pédiatrie dont trente-cinq en ambulatoire, pendant lesquelles j'ai vécu, dans mon for intérieur comme dans mes actes, toutes les polémiques (la dernière en date étant celle de l'élargissement de l'obligation vaccinale à tous les vaccins de la petite enfance jusqu'au 1er rappel), cet ouvrage est une synthèse et un plaidoyer pour l'avènement d'un homme nouveau. Devoir pour les générations futures, il est en effet devenu urgent d'inventer ce « nouvel homme », placé au centre de tous les systèmes, l'alpha et l'oméga d'une nouvelle culture, qui devra devenir la valeur-racine du « néohumanisme », pilier de la civilisation pour les deux siècles à venir.

Cet homme n'a pas encore de nom, car il n'a pas encore grandi, mais je propose de l'appeler temporairement « cénanthrope » – du grec *kainos*, « nouveau », et *anthropos* –, car cet homme universel est un « humain en filigrane » en devenir, représenté potentiellement par les générations d'enfants (X, Y, Z…) que nous voyons tous les jours dans nos cabinets médicaux. Nous le soignons avec attention, conscience et dévouement ce « cénanthrope » : il bénéficie de soins non pas quelconques, mais *« consciencieux, attentifs et conformes aux données acquises de la science »* (Code de déontologie, art. 32), qui est notre art médical, véritable « médecine diagonale », pont entre le rationalisme hospitalo-universitaire pointu et une approche traditionnelle centrée sur l'humain.

Cet homme en devenir est encore un enfant, un mystère, un monde silencieux (*infans* en latin est « celui qui ne parle pas ») et son océan de merveilles. À l'instar de Samuel Hahnemann, père de l'homéopathie et de son premier *Organon* de 1810 (ouvrage de référence dont il y eut huit éditions !), qui a su en son temps faire de la médecine un « art de l'humain », c'est à nous, homéopathes du début du IIIe millénaire, que revient cette fois le privilège de coopérer à l'avènement de cet « homme nouveau », afin de décloisonner les consciences et d'élaborer ensemble un monde ouvert à l'universel, que nous appelons de nos vœux. Car l'approche homéopathique du patient, avec sa spécificité, est pour moi très certainement cette « néoanthropologie » du IIIe millénaire dont Malraux, à ce qu'on nous dit, aurait certainement osé rêver s'il avait été médecin. Nous savons en effet que l'utilisation clinique de la loi de similitude repose sur deux piliers :

- **l'individualisation**, valorisant les symptômes particuliers les plus inusités et les plus originaux, témoins de la singularité de la personne ;
- **et la globalisation**, hiérarchisant l'ensemble en le replaçant dans son environnement afin de définir la meilleure stratégie thérapeutique.

DE LA PLACE DE L'HOMÉOPATHIE POUR SOIGNER

La médecine homéopathique autorise ainsi une approche de l'enfant qui prend en considération, non seulement sa souffrance immédiate, physique ou psychique, mais aussi son angoisse existentielle profonde, le tout en relation avec un environnement potentiellement délétère. Et c'est cette amplitude du regard qui, en se dérobant à l'emprise du temps, permet au médecin homéopathe d'avancer cette audacieuse affirmation : l'homéopathie sera l'anthropologie du XXIe siècle, car peut-on encore appeler « médecine » l'exercice conventionnel d'aujourd'hui ? Un exercice éloigné de l'humain et réduit à l'usage d'une technique sophistiquée, ravalant le praticien au rang d'un ingénieur doué mais stérile, plus occupé par la virtualité de l'imagerie que par l'actualité de la personne. Quel devenir pour une médecine devenue prestation de services standardisés, saucissonnés dans des protocoles issus d'études randomisées, passés au crible consensuel d'élites autoproclamées, si elle transforme l'art médical en recherche unilatérale de maîtrise des coûts, en apparence souhaitable mais utopique ? Se laisser aller à accepter cet état de choses, c'est mourir et laisser mourir la médecine. Car l'art médical est une technique, mais aussi une esthétique et une éthique. La quête du beau, du bon et du vrai devrait faire partie intégrante de la pratique médicale.

Nous devons donc nous laisser pénétrer aujourd'hui par cette idée extraordinaire : si Hahnemann a été un « chercheur de vérité » exceptionnel qui bouleversa la médecine au siècle des Lumières, nous sommes actuellement dans une situation qui nous conduits à l'aube d'une mutation semblable.

Cet ouvrage organisé en trois parties a le grand mérite de nous suggérer trois évidences concernant la pratique de la pédiatrie moderne en rapport avec l'évolution de la médecine :

1. On ne doit jamais oublier que tout phénomène se situe à l'interface entre le terrain (la génétique, l'épigénétique) et l'environnement. Et qui se situe justement à cette frontière ? Le microbiote ! Ce sont ces éléments qui seront traités dans la première partie de l'ouvrage : **terrain, environnement et microbiote chez l'enfant.**
2. Comment bien démarrer dans la vie ? Tout commence chez la femme enceinte et le petit enfant : **alimentation, stimulation du système immunitaire, mesures d'hygiène**, vous trouverez tous les conseils pratiques pour donner toutes les chances à votre enfant.
3. Comment prévenir et traiter les maladies de nos enfants ? Il faut sans cesse chercher des solutions aux problèmes qui se posent en temps réel, en tenant compte des progrès de la science. Sans prétention à l'exhaustivité, je vous donnerai des solutions : **hygiène, nutrition, thérapeutique, prévention.**

PARTIE 1

La santé de nos enfants en danger : l'éternel conflit terrain/environnement

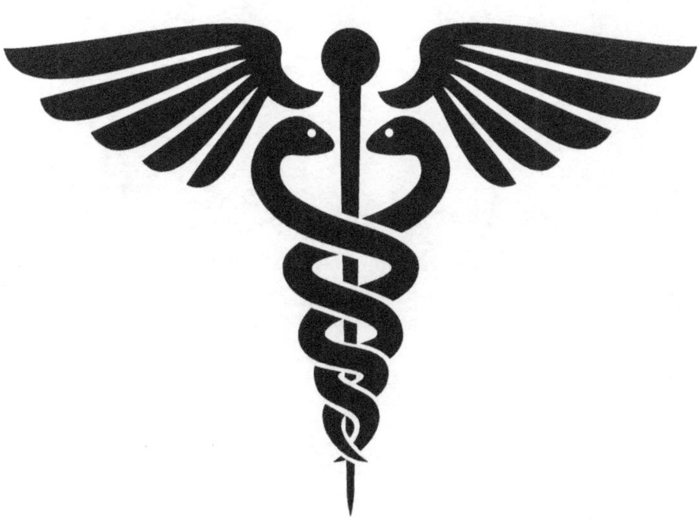

« Le microbe n'est rien. C'est le terrain qui est tout. »

Peu de temps avant sa mort, le microbiologiste Louis Pasteur
l'aurait concédé au physiologiste Claude Bernard.
Que cache ce vocable ?

1

Aux origines de la maladie : le terrain

Pour comprendre la maladie, il faut d'abord avoir une vision de ce qu'est la santé : c'est une notion individuelle qui n'est que partiellement enseignée à la faculté de médecine, car on y apprend plus à « soigner » des pathologies qu'à « guérir » des patients. Dans les études universitaires et dans l'exercice moderne de la médecine, le champ de l'humain est souvent écarté au profit de la science. Guérir, c'est permettre d'accéder à la santé, en la restaurant si on part de la maladie ou en la préservant, si on parle de prévention. La définition de l'Organisation mondiale de la santé (OMS) est, ici, importante à connaître : *« La santé est un état de complet bien-être physique, mental et social, et ne se limite pas à l'absence de maladie ou d'infirmité*. »* Elle est parfaitement en accord avec les conceptions et la pratique des homéopathes.

---

* Préambule à la Constitution de l'Organisation mondiale de la santé, tel qu'adopté par la Conférence internationale sur la santé, New York, 19-22 juin 1946 ; signé le 22 juillet 1946 par les représentants de 61 États (actes officiels de l'Organisation mondiale de la santé, n° 2, p. 100) et entré en vigueur le 7 avril 1948. La définition n'a pas été modifiée depuis 1946.

LE TERRAIN, CARACTÉRISTIQUE CONSTITUTIVE DE CHAQUE INDIVIDU...

Le terrain est le lien dynamique entre l'état de santé et l'état de maladie. Cette notion part d'un concept très ancien et polymorphe, fonction des divers modes d'approche propres à l'état de la science, aux époques et aux bases conceptuelles sur lesquelles on le fait reposer. Il y a autant de modes d'approche du terrain que de conceptions de la globalité d'un être humain ou d'un animal, variant en fonction de l'âge, du contexte culturel et de l'état de la science. Ainsi, chez l'homme, le terrain est un mot qui peut aussi bien désigner la prédisposition génétique à faire de l'eczéma (on parle dans ce cas de terrain « atopique ») que la prédisposition à développer des intolérances alimentaires en fonction de son groupe sanguin A/B/O ou de son entérotype, c'est-à-dire du type de flore intestinale qu'il héberge. La notion de terrain est incontournable : quoi qu'on fasse en médecine, on doit toujours tenir compte de l'implication plus ou moins forte de ces variables génétiques et héréditaires qui sont les prédispositions inévitables situées à la racine de tous les atavismes.

Depuis des décennies, un nombre croissant de médecins prônent une médecine de terrain moins nocive et plus respectueuse des différences interindividuelles (appelée « médecine intégrative »). Il est très possible qu'ils finissent par rencontrer un écho favorable, à travers le développement des connaissances concernant le rôle clé de la flore microbienne, ou microbiote, sur la santé. Grand oublié de la médecine, le terrain tend à revenir sur le devant de la scène à travers les notions modernes de « médecine prédictive », qui repose sur les progrès de la génétique, et de « médecine personnalisée », qui commence à prévaloir dans le traitement des cancers.

EN HOMÉOPATHIE, C'EST L'ÉNERGIE VITALE

Le concept d'un terrain spécifique au malade est très caractéristique de la pratique de l'homéopathie. Il repose sur la notion d'énergie vitale ou « principe vital », le *dynamis* des Grecs anciens, qui détermine les caractéristiques morphologiques (forme externe et de la structure des êtres vivants), physiologiques (fonctionnement et organisation mécanique, physique et biochimique des organismes vivants et de leurs composants, organes, tissus, cellules et organites cellulaires), métaboliques (ensemble des réactions chimiques qui se déroulent au sein d'un être vivant) et psychologiques d'un individu témoignant de ses réactivités normales et pathologiques.

Le terrain exprime « ce que je suis profondément », ce qui explique que derrière toute affection, aiguë ou répétitive, il existe une tendance pathologique qui conditionne l'apparition de la maladie et ses rechutes. Le terrain est ce fil rouge invisible qui relie toute l'histoire pathologique d'un individu, dans le temps et dans l'espace, de la naissance à la mort. Et il est très possible que les bactéries qui habitent nos interfaces (peau et muqueuses) jouent, aux côtés de la génétique et de l'hérédité, un rôle très important dans son expression.

Pour le définir, ce sont les caractéristiques morphologiques (constitution), métaboliques (diathèse), psychocomportementales (tempérament) de l'enfant, témoignant de ses réactivités normales et pathologiques, qui vont nous être utiles.

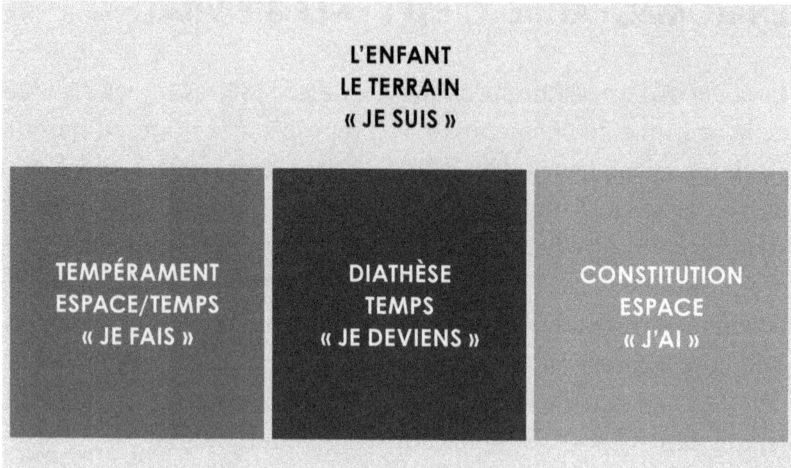

LE TERRAIN EXPLIQUÉ

C'est le terrain qui explique le fait que tout le monde n'attrape pas la grippe ou que deux personnes ayant des conditions environnementales semblables ne s'intoxiquent pas de la même manière. Le terrain est le support de l'individualité, de la singularité, qui fait que tout le monde n'a pas le même destin.

LE CONCEPT DE TERRAIN DE SAMUEL HAHNEMANN, LE « PÈRE » DE L'HOMÉOPATHIE*

« Dans l'état de santé, l'énergie vitale (souveraine) immatérielle animant la partie matérielle du corps humain (organisme) règne de façon absolue. Entre toutes les parties de l'organisme vivant, elle maintient dans leurs activités fonctionnelles et réactionnelles une harmonie qui force l'admiration. L'esprit doué de raison qui habite cet organisme peut ainsi librement se servir de cet instrument vivant et sain, pour atteindre au but élevé de son existence. Sans force vitale, l'organisme matériel est incapable de sentir, d'agir et de maintenir sa propre conservation. Sans énergie vitale, le corps meurt et dès lors, livré exclusivement au pouvoir du monde physique extérieur, il se décompose et se résout en ses éléments chimiques. C'est uniquement à l'essence immatérielle (principe de vie — énergie vitale), l'animant en état de santé et de maladie, qu'il doit ses sensations et l'accomplissement de ses fonctions vitales. Quand l'homme tombe malade [...] le principe vital, après avoir été désaccordé, peut procurer à l'organisme les sensations désagréables qu'il éprouve et le poussent aux actions insolites que nous appelons maladies. Car, étant invisible par elle-même et reconnaissable seulement par ses effets dans l'organisme, cette entité énergétique n'exprime et ne peut répéter son dérèglement que par des manifestations pathologiques dans les sensations et fonctions, c'est-à-dire par des symptômes morbides ».

* S. Hahnemann, *Organon de l'art de guérir*, General Books.

LA MALADIE, UN DÉRÈGLEMENT DU TERRAIN

La maladie étant « interne », liée à un dérèglement de l'énergie vitale immatérielle, la notion de terrain homéopathique suppose alors la possibilité d'une approche globale de l'enfant. Celle-ci consiste à tenter de comprendre les causes profondes des maladies et des désordres (liées au désordre de l'énergie vitale) afin de les prévenir et/ou de les guérir en « travaillant avec », plutôt que de devoir simplement les soigner en « luttant contre » (« anti » : antibiotiques, anti-inflammatoires, antithermiques...), comme le font ceux qui pensent que les causes des maladies sont seulement d'origine « externe ». Ainsi, pour Hahnemann et nous, homéopathes, si la maladie est un désordre, un « dérangement » de l'énergie vitale, le médicament est une substance qui, en étant capable de provoquer un désordre semblable à ce dérèglement, a le pouvoir de restaurer l'ordre initial (c'est la loi de similitude). Le concept d'un terrain spécifique au malade et sous-jacent à la maladie représente le fondement de la prescription homéopathique : le traitement homéopathique modifie la façon de réagir du terrain et rétablit la santé. Et c'est sur chaque terrain individuel que vont s'exercer toutes les influences environnementales, qu'elles soient toxiques, nutritionnelles ou affectives.

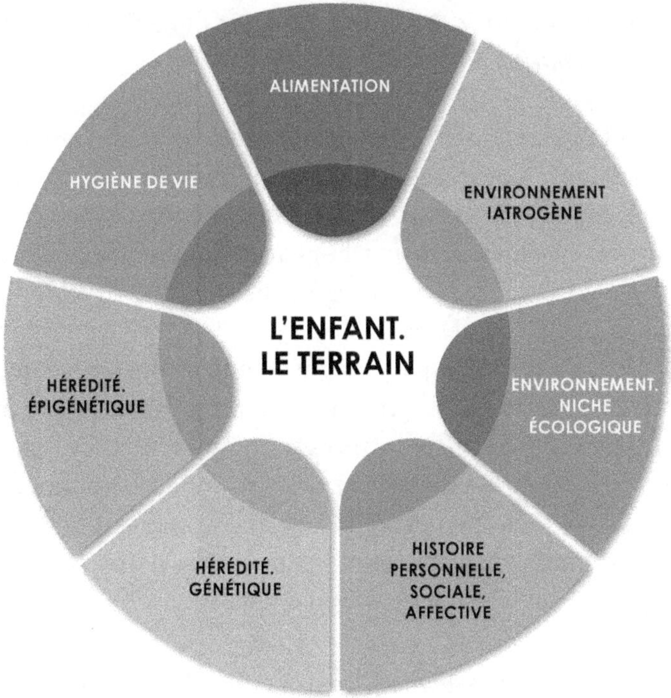

L'ENFANT, LE TERRAIN ET L'INFLUENCE AUX FACTEURS ENVIRONNEMENTAUX

CHEZ L'ENFANT : DES TERRAINS EN MUTATION

Le terrain influence la tendance à héberger certaines bactéries dans l'organisme. Ainsi, même si cela n'est pas démontré scientifiquement, certains faits troublants sont d'observation courante pour un homéopathe, venant souligner l'importance du terrain en pédiatrie, qui est susceptible de venir modifier qualitativement le mode de colonisation bactérienne de l'enfant au cours de son évolution. Cette idée a déjà effleuré les tenants de la médecine traditionnelle chinoise, comme le signale Giulia Enders dans son ouvrage *Le charme discret de l'intestin**.

Les enfants au terrain dit « **carbonique psorique** », en homéopathie, sont des enfants tout en rondeurs, à développement plutôt horizontal, qui lorsque cela va mal, ont une tendance forte à « éliminer » les toxines, en particulier par la peau et le tube digestif. Ils ont curieusement une prédisposition à héberger ou à développer des infections aiguës causées par des bactéries, rondes elles aussi, appelées « cocci » (streptocoques, staphylocoques, pneumocoques...). Les vaccins et les antibiotiques, deux des progrès majeurs en médecine des soixante dernières années, ont fait reculer les infections graves causées par ces « cocci ». Les staphylococcies pulmonaires, les angines à streptocoques responsables d'inflammations du cœur (cardites rhumatismales) et de maladies graves du rein (les glomérulonéphrites aiguës) ont quasiment disparu.

Mais l'organisme des enfants s'est globalement adapté énergétiquement en évoluant vers un autre « type sensible » que les homéopathes appellent le « **phosphorique tuberculinique** », auquel appartiennent les enfants à développement plutôt vertical, longilignes et maigres, avec une propension marquée aux sécrétions torpides et à la déminéralisation. La tendance à faire des infections à cocci touchant les psoriques, qui appartenaient à la majorité de la population pédiatrique au début de ma carrière, a évolué vers une tendance au portage de microbes différents appelés « bacilles », qui sont des bactéries longilignes elles aussi, comme les enfants phosphoriques. Ces bactéries sont la cause de la tuberculose (on les appelle mycobactéries) et sont aujourd'hui surtout présentes dans le microbiote intestinal (lactobacilles, *E. coli*, etc.).

---

* Page 223.

Une troisième mutation énergétique, sous l'impulsion de notre mode de vie, s'est produite depuis environ vingt ans, de mieux en mieux documentée par la recherche fondamentale et les investigations cliniques. Cette évolution s'est faite vers une augmentation considérable d'un nombre de maladies chroniques à substratum dysimmunitaire chez les enfants et chez les adultes, comme le diabète de type 1, l'obésité, les maladies auto-immunes et les cancers. Le terrain en cause dans ces tendances est ce que les homéopathes appellent la **fluoro-sycose** propre au type « **fluorique luétique** ». De plus en plus d'enfants appartiennent à cette typologie à dimension « diagonale », non rectiligne, caractérisée par la tendance à la scoliose, aux inflammations chroniques, aux ulcérations, à la destruction (caries dentaires par exemple) et aux néoformations. Je parle de tous ces petits insomniaques, agités, qui ont des difficultés cognitives plus ou moins importantes et qui ont besoin de soins « ortho » (orthoptie, orthopédie, orthodontie, orthophonie…).

Et curieusement, ces enfants « dys », sensibles à la dimension « diagonale », ni horizontale comme les carboniques, ni verticale comme les phosphoriques, ont bizarrement une prédisposition à héberger ou à faire des infections aiguës ou chroniques causées, cette fois, par des bactéries de forme non rectiligne, hélicoïdale spiralées appelées « spirochètes » ou de « forme L », sans paroi, telles qu'elles existent dans les biofilms. Et ceci n'étant pas le hasard, on observe de nos jours chez l'enfant, par exemple, un nombre croissant de maladies de Lyme (borréliose) ou d'infections digestives à *Helicobacter pylori* dues à ces bactéries spiralées.

UN BIOFILM, C'EST QUOI ?[*]

C'est à la fin des années 1970 que le microbiologiste canadien J. William Costerton (1934-2012) proposa le terme « biofilm » pour décrire le mode de croissance principal des bactéries. Il fut le premier à mettre en évidence leur résistance aux agents antibactériens. On trouve les biofilms partout : dans le ciel, les rivières, les océans, les sources chaudes, les glaciers, nos maisons, dans et sur notre corps, sur les rochers, sur nos lentilles de contact et sur nos implants médicaux. Les microbes organisés en biofilms sont la hantise des milieux hospitaliers et des laboratoires pharmaceutiques. Un biofilm se compose de micro-organismes enfermés dans une matrice autoproduite d'exopolysaccharides et d'exoprotéines qui adhère fortement aux interfaces et résiste au déplacement. Les micro-organismes présents dans les biofilms sont très résistants aux antimicrobiens, y compris les antibiotiques et les bactériocines produites par les probiotiques, car les bactéries qui les composent n'ont plus de paroi membranaire. Par contre, l'utilisation de combinaisons enzymatiques perturbe la matrice du biofilm au profit de communautés microbiennes saines. On trouve dans ces combinaisons tous les enzymes spécifiques des polysaccharides dont se nourrissent les bactéries composant les biofilms : glucoamylase, chitosanase, cellulase, hémicellulase, xylanase, pectinase, bêta-glucanase. Ils agissent en privant les bactéries du biofilm de leur nourriture prébiotique.

* http://clesdesante.com/biofilms-quand-les-microbes-sorganisent/

Ce qui est curieux, c'est que les études portant sur le métagénome viennent corroborer les observations empiriques des homéopathes en montrant que les individus en général se répartissent en trois groupes distincts dénommés « entérotypes ». Ceci indépendamment de l'origine géographique, de l'état de santé (surpoids ou maladies inflammatoires du tube digestif), du sexe ou de l'âge de ces individus*. Cette classification est spécifique des personnes, de leur « terrain », d'où l'utilisation du suffixe « types ».

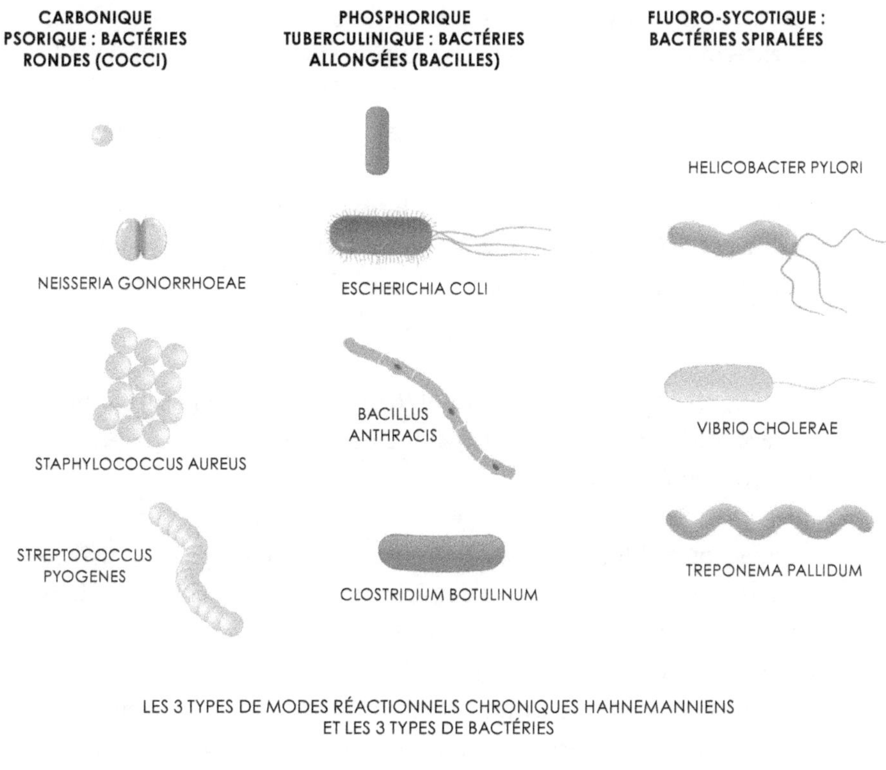

LES 3 TYPES DE MODES RÉACTIONNELS CHRONIQUES HAHNEMANNIENS
ET LES 3 TYPES DE BACTÉRIES

---

* M. Arumugam, J. Raes, E. Pelletier, D. Le Paslier, T. Yamada, D.R. Mende *et al.*, « Enterotypes of the Human Gut Microbiome », *Nature*, 12 mai 2011, 473 (7346), p. 174-180.

Les chercheurs ont analysé le métagénome des bactéries issues d'échantillons intestinaux d'expérimentateurs répartis sur trois continents. Les résultats indiquent que tous peuvent être classés en trois groupes distincts selon la nature des bactéries contenues dans le tube digestif, mais aussi selon le type de fonctions qu'elles codent. Ils ont pu détecter les trois entérotypes suivants :

- **L'entérotype 1**, dominé par la présence, dans le tube digestif, du genre *Bacteroides* (27 - 39 %). Il serait associé à un régime riche en protéines et en graisses animales saturées. Ce genre est riche en gènes codants pour la synthèse de la vitamine B8 (souvent nommée à tort vitamine B7), la biotine.
- **L'entérotype 2**, caractérisé par la présence du genre *Prevotella* (12 - 29 %), riche en gènes codants pour la synthèse de la vitamine B1, la thiamine. Il serait associé à un régime riche en glucides et en fibres.
- **L'entérotype 3**, identifié grâce à la présence du genre *Ruminococcus* (1 - 3 %), également capable de dégrader les mucines. Il serait favorisé par la consommation d'alcool et d'huiles végétales, en particulier d'acides gras polyinsaturés.

Un changement de régime pendant dix jours ne suffit pas à changer d'entérotype, mais les sujets végétariens sont plus fréquemment d'entérotype *Prevotella.*

Ainsi, aujourd'hui, nous ne savons pas si les trois types constitutionnels, tels qu'ils sont définis empiriquement en homéopathie dans la population pédiatrique, recoupent les trois entérotypes issus des progrès de la recherche scientifique. Horizontale, verticale, oblique : la vie puise dans ces trois dimensions de notre espace pour modeler le vivant, avec l'aide du temps qui façonne son devenir à travers le mode réactionnel chronique (MRC). Trois forces à l'œuvre en l'homme et dans la nature, faisant évoluer le vivant en fonction des modifications de l'épigénétique et de l'environnement.

2

Nous vivons dans un environnement toxique

SAUVONS NOTRE ET « LEUR » AVENIR !

L'environnement, au sens premier, est composé de tout ce qui nous entoure. L'homme a mis six mille cinq cents ans pour apprivoiser la nature, pour trouver une adaptation satisfaisante entre lui et son milieu. Mais il n'a mis que soixante-dix ans à détruire l'édifice culturel sur lequel il avait construit cette existence en harmonie avec les forces environnementales. Les anciens Égyptiens, en particulier, avaient montré comment on pouvait intelligemment dompter la nature pour soigner l'homme, en essayant d'en comprendre les lois et d'en extraire les moyens. Aujourd'hui, à l'aube du IIIe millénaire, nous perdons cette maîtrise, et notre environnement moderne est devenu hostile. À l'inverse des temps anciens, il est devenu urgent d'éduquer les hommes pour soigner, sinon sauver la nature.

Les maladies chroniques explosent à travers le monde : 60 % des décès, 35 millions de morts dont 80 % dans les pays à faible ou moyen revenus. Et l'OMS prévoit une augmentation de 17 % pour la prochaine décennie. Le nombre des cancers est passé de 170 000 à 278 000 de 1980 à 2000, soit une progression de 63 %, dont une partie est imputable à l'augmentation de la durée de la vie, mais près de la moitié de cette progression demeure inexpliquée*. En France, environ 30 % des sujets sont en surpoids ou obèses. L'hypofécondité, la stérilité, les allergies et les malformations à la naissance sont en nette augmentation (la prévalence des maladies allergiques respiratoires a été multipliée par deux en vingt ans, 14 % des couples consultent pour des difficultés à concevoir**). Il est aujourd'hui possible de corriger ces chiffres alarmants et d'envisager une prévention efficace… à condition d'intervenir tôt dans la vie en agissant sur le risque et non pas quand la maladie est apparue ! D'où le rôle fondamental d'une « pédiatrie éclairée ». Sans vouloir être exhaustif sur un tel sujet, nous allons illustrer notre propos par un exemple, celui des perturbateurs endocriniens.

LES PERTURBATEURS ENDOCRINIENS

Les perturbateurs endocriniens environnementaux sont des molécules naturelles ou chimiques capables d'interférer avec le système endocrinien en le déréglant, et de perturber les voies de signalisation du métabolisme glucidique et lipidique. L'OMS définit un perturbateur endocrinien comme « une substance exogène à l'organisme (externe) qui modifie les fonctions du système endocrinien et provoque par voie de conséquence des effets néfastes sur la santé chez des organismes sains et leur descendance*** ».

* Inserm rapport 2005.
** Plan national santé environnement PNSE.
*** Définition de l'OMS 2002.

Ils sont partout dans notre environnement quotidien (ils touchent l'ensemble de la chaîne alimentaire). Rappelons-nous de l'exemple du dichlorodiphényltrichloroéthane (DDT), qui a remonté la chaîne alimentaire du plancton jusqu'à son prédateur suprême, le balbuzard, oiseau pêcheur, qui a vu la concentration de ce toxique multipliée par 625 dans son organisme ! (on appelle ce phénomène la « bioamplification »)…

Capables de s'accumuler dans les organismes, ils ont une action potentielle sur un nombre important d'organes, surtout pendant les périodes d'exposition : cerveau, hypophyse, hypothalamus, thyroïde, glandes mammaires, système cardiovasculaire, pancréas, tissu adipeux, ovaires et testicules, prostate, utérus. Ils sont aujourd'hui impliqués dans de nombreuses pathologies, parmi lesquelles des anomalies de l'axe reproducteur et les cancers hormono-dépendants (sein, testicule, prostate, côlon). Ce sont des molécules présentant des structures comparables à celles des hormones sexuelles humaines (mais aussi animales). Parmi les maladies liées au système endocrinien en augmentation dans nos sociétés, notons :

- la diminution de la qualité du sperme (de 30 % en quinze ans) ;
- les malformations génitales chez les enfants : ectopie testiculaire, hypospadias ;
- la précocité du développement mammaire chez la fille ;
- l'augmentation des cancers hormono-dépendants (utérus, ovaire, testicule, thyroïde et surtout prostate et sein) ;
- l'augmentation du nombre de cas de diabète de type 2 (le diabète gras) et de l'obésité.

Par ailleurs, les PE sont dangereux* lorsque nous sommes exposés à certaines périodes critiques du développement : in utero, après la naissance, dans la petite enfance, au cours de la croissance et/ou du développement, au début de la puberté. On parle de « fenêtre de vulnérabilité ou d'exposition ». De plus, il y a une latence, parfois très longue, entre la période d'exposition et la survenue de la pathologie. Pour une même exposition aux PE, les effets sanitaires seront plus grands dans le cadre d'une exposition au cours de ces fenêtres de vulnérabilité. Si les processus biologiques sensibles sont perturbés, le fonctionnement de certains organes et systèmes peut être perturbé de façon pérenne. Le nombre d'années de vie en bonne santé perdues pour des causes environnementales est cinq fois plus grand chez les enfants de moins de cinq ans, comparé au reste de la population. Ce n'est donc pas la dose, mais la période d'exposition qui fait le poison !

LA THÉORIE DÉVELOPPEMENTALE DE BARKER

Je voudrais citer ici la théorie développementale de Barker (ou l'origine développementale de la santé et des pathologies) qui affirme que les conditions dans lesquelles un individu commence sa vie, dès la période intra-utérine, voire au cours de la période préconceptionnelle, influencent sa santé à très long terme. Ce paradigme est le pendant de la théorie hygiéniste qui stipule que ce sont les contacts avec les éléments de l'environnement postnatal, en particulier les microbes et les parasites, qui expliquent l'origine des maladies.

* http://sante-enfants-environnement.com/pollutions-environnementales-et-sante-ce-qui-rend-les-enfants-plus-vulnerables/

Un exemple bien connu aujourd'hui de PE est le bisphénol A (BPA), retrouvé dans les urines de 95 % des individus et des femmes enceintes.

On distingue ainsi plusieurs familles de PE, selon qu'ils s'accumulent de manière persistante, de manière légère ou modérée dans notre organisme.

Persistants bioaccumulables

- **Les persistants bioaccumulables** (POP = polluant organique Persistant) sont réglementés par le protocole d'Aarhus, adopté en juin 1998 par l'Organisation des Nations unies, qui a pour but de contrôler, de réduire ou d'éliminer les émissions des POP. La convention de Stockholm sur les POP de 2001 constitue le premier pas décisif dans la lutte contre la production massive et l'utilisation incontrôlée des PE à l'échelle mondiale.
- **Les pesticides/insecticides organochlorés** (DDT, HCB : interdits), aldrine, chlordane, dieldrine, endrine, heptachlore, mirex, toxaphène, lindane.
- **Les dioxines**, furanes, benzopyrènes, hydrocarbures aromatiques polycycliques ou HAP (combustion, incinération de matières organiques).
- **Les PCB** : pyralène, lubrifiants, adhésifs, peintures, papiers autocopiants, matériels informatiques. Ils sont interdits depuis 1987.
- **Les composés perfluorés** *(PCB)* : présents dans les revêtements antiadhésifs (Téflon®) et certains vêtements imperméables, tissus et tapis résistants aux taches, aménagement intérieur (revêtements résistants à l'huile, mousses carboniques, cires à parquet, insecticides).
- **Le triclosan** : antibactérien présent dans les savons liquides, les liquides vaisselles, les lingettes, les désodorisants et les dentifrices.

- **Les polybromés** : retardateurs de flammes, ignifugeants (literie, canapé, habitacle auto, écrans informatiques…).
- **Les alkylphénols** : retrouvés dans les vêtements, produits ménagers (détergents, agents tensioactifs, additifs de désencrage, peintures à l'eau), pneus, adhésifs, papier carbone et caoutchoucs haute performance, utilisés comme adjuvants de formulation de pesticides et autres produits agricoles.
- **Les organostanniques et biocides** : comme le tributylétain présent dans les peintures antisalissure, antimoisissure, le papier, le cuir et les textiles.
- **Les métaux lourds** : mercure, cadmium, plomb, nickel, aluminium, arsenic.
- **Autres métaux agissant dans les processus d'oxydoréduction** (réactions chimiques complexes qui ont lieu dans l'organisme) : chrome, cobalt, cuivre, fer.

Peu ou moyennement bioaccumulables

- **Bisphénol A** : présent dans les plastiques alimentaires (biberons, revêtement intérieur des canettes et conserves, certains contenants plastiques codes 3, 6 et 7*). Son interdiction est totale depuis janvier 2015.
- **Phtalates** : assouplissants des plastiques, emballages utilisés en cuisine, jouets en plastique, produits cosmétiques et de soin (fragrances, déodorants), revêtements de médicaments, savons, emballages alimentaires, tubulures médicales, plastiques flexibles…
- **Parabènes** : conservateurs cosmétiques, alimentaires et excipients de médicaments.

* Le système de codage SPI d'identification des résines est un code développé en 1988 par la Société de l'industrie plastique dans le but de faciliter le tri et le recyclage des bouteilles et des contenants en plastique.

- **Pesticides organophosphorés** : utilisés dans les traitements phytosanitaires et les désherbants (malathion, parathion, chlorpyrifos, atrazine…).
- **Insecticides pyréthrinoïdes** : certains sont suspectés d'être PE.
- **Certains résidus médicamenteux (pilules)** dans l'eau des rivières.
- **Phyto-œstrogènes** : coumestrol (coumarine présente dans le soja, les choux de Bruxelles, les épinards), entérodiol (lignane présent dans certaines plantes comme le sésame ou le lin), entérolactone (lignane), génistéine (isoflavone), soja (isoflavone).

Médicaments

- Acétate de cyprotérone, éthinylestradiol, flutamide, kétoconazole, spironolactone.

Les perturbateurs endocriniens ont une toxicologie spécifique : ils agissent à faibles doses, par imprégnation humaine progressive. La dose journalière admissible (DJA) n'a aucune valeur. Les réponses sont dites « non monotones », ce qui signifie que les effets des faibles doses sont plus forts que ceux des doses plus élevées, comme en homéopathie. Mais le pire est l'interaction et la potentialisation de ces substances lorsqu'elles se retrouvent associées entre elles. Pour les perturbateurs endocriniens, le danger de cet « effet cocktail » réside dans l'imprévisibilité de l'effet d'un PE en mélange avec d'autres PE. Voici un exemple d'amplification des effets antiandrogéniques : « 1 plastifiant + 1 phtalate + 2 fongicides alimentaires + du finastéride* ». L'action cumulée de ces cinq produits entraîne une réduction de la distance anogénitale chez le rat mâle alors que chaque molécule prise individuellement n'a pas d'effets**. De plus,

* Médicament antiandrogène utilisé dans le traitement de certaines affections de la prostate.
** Imperato-McGinley *et al.*, 1986, 1992 ; Imperato-McGinley, 1994.

l'effet toxique cumulatif est souvent supérieur à doses faibles qu'à **doses élevées** !

Les PE induisent des modifications épigénétiques avec effets transgénérationnels qui peuvent parcourir l'arbre généalogique. L'effet transgénérationnel est le mécanisme de déclenchement des maladies chroniques, parfois transmissible sur plusieurs générations par la modification de l'expression des gènes ; il peut être inversé par des mesures préventives. Les mécanismes épigénétiques permettent un archivage des effets de l'environnement qui est transmis comme un patrimoine funeste à la descendance. D'où leur dangerosité extrême. L'épigénétique est un processus qui fait que les conditions de vie à la conception ou in utero et/ou l'exposition à certaines substances tôt ou très tôt dans la vie peuvent programmer à court et à long terme des pathologies chroniques par un mécanisme de modification de l'expression des gènes et non pas par l'intermédiaire des gènes eux-mêmes.

UN PERTURBATEUR ENDOCRINIEN HISTORIQUE : LE DISTILBÈNE® (DES)

Œstrogène de synthèse destiné à prévenir les fausses couches dans les années 1950-1970, il a été interdit en 1971 aux États-Unis et en 1977 en France où 200 000 femmes ont été « traitées ». Chez ces femmes, l'absorption de Distilbène® a eu des effets transgénérationnels :

- sur la 1re descendance féminine : malformations génitales, adénocarcinome vaginal, baisse de la fertilité, cancers du sein, obésité ;
- sur la 1re descendance masculine : hypospadias, cryptorchidie, cancers du testicule,
- sur la 2e descendance masculine : hypospadias.

L'origine de ces troubles ne peut donc être liée à la génétique, car certaines associations troublantes nous font nous interroger :

- Distilbène®, polybromodiphényléthers (PBDE), pesticides pendant la grossesse et ectopie testiculaire ;
- pesticides et retard de croissance intra-utérine, puberté précoce ;
- dibenzodioxines polychlorées, polychlorobiphényles (PCB) et cancer du sein ;
- pesticides, PCB, arsenic et cancer de la prostate ;
- pesticides organophosphorés et troubles comportementaux ;
- épandage de pesticides et cancer de la thyroïde ;
- phtalates (dispositifs médicaux) et échecs de la procréation médicalement assistée (PMA) et distance anogénitale diminuée chez le garçon.

OÙ L'ON REDÉCOUVRE QUE LE « MIEUX » EST L'ENNEMI DU « BIEN »

Depuis quelques années, la présence de parabènes et autres perturbateurs endocriniens dans les cosmétiques, les médicaments et les produits d'entretien est fortement dénoncée. Pour remplacer ce conservateur, beaucoup d'industriels n'ont eu guère d'autres choix que de s'en remettre à un autre produit, le méthylisothiazolinone. Conséquence ? Depuis deux ans, les médecins ont assisté à un afflux de consultations de patients présentant un eczéma de contact après utilisation d'un savon, un gel douche ou une crème contenant du méthylisothiazolinone. On découvre ainsi l'utilité paradoxale des parabènes, à travers l'effet négatif de cette nouvelle molécule de remplacement. Il en est de même en matière de vaccination : il ne faudrait pas oublier, sous prétexte d'appliquer le « principe de précaution », le rôle majeur de la vaccination dans la prévention des maladies infantiles.

L'homéopathie a ici un rôle fondamental à jouer par le biais d'un drainage spécifique ou non spécifique, en particulier celui qui consiste à stimuler les émonctoires naturels (organes servant à l'élimination des déchets et à l'évacuation des sécrétions de l'organisme), foie et reins, avec le complexe suivant :

- CHELIDONIUM MAJUS 6 DH,
- TARAXACUM OFFICINALE 6 DH,
- CARDUUS MARIANUS 6 DH,
- SOLIDAGO VIRGA AUREA 6 DH,
- BERBERIS VULGARIS 6 DH,
- NUX VOMICA 4 CH.

ET LE MERCURE ?

Le mercure présent dans les poissons sous forme de méthylmercure est dangereux pour les enfants et les femmes enceintes et allaitantes. Voici également quelques recommandations pour protéger leur santé des risques liés à l'absorption de mercure. Par mesure de prudence, ces recommandations peuvent être extrapolées à l'ensemble des enfants. Il est recommandé* :

- d'éviter de consommer les poissons suivants : espadon, marlin, requin, requin siki et lamproies ;
- de limiter à 150 g par semaine pour les femmes enceintes ou allaitantes et à 60 g par semaine pour les enfants de moins de trente mois la consommation des poissons suivants : baudroie ou lotte, loup de l'Atlantique, bonite, anguille et civelle, empereur (hoplostète orange ou hoplostète de Méditerranée), grenadier, flétan de l'Atlantique, cardine, mulet, brochet, palomète, capelan de Méditerranée, pailona commun, raie, grand sébaste, voilier

* Agence nationale de sécurité sanitaire de l'alimentation, de l'environnement et du travail (Anses).

de l'Atlantique, sabre argenté et sabre noir, dorade, pageot, escolier noir ou stromaté, rouvet, escolier serpent, esturgeon, thon, saumon d'élevage.

Les poissons classiquement recommandés pour la consommation se trouvent plus bas dans la chaîne alimentaire aquatique (par exemple : harengs, maquereaux, sardines, anchois, etc.). Ces espèces font généralement partie des poissons les moins chers. Une consommation de poissons adéquate est associée à de nombreux bénéfices pour la santé.

De la même manière que pour les PE, voici le traitement homéopathique permettant le drainage des métaux de l'environnement :

- l'or : AURUM METALLICUM 5 CH, AURUM MURIATICUM 5 CH ;
- le plomb : PLUMBUM METALLICUM 5 CH ;
- le phosphore : PHOSPHORUS 5 CH, KALIUM PHOSPHORICUM 5 CH ;
- le cuivre : CUPRUM METALLICUM 5 CH ;
- le mercure : MERCURIUS SOLUBILIS 5 CH.

COMMENT SE PROTÉGER DE LA POLLUTION DE L'ENVIRONNEMENT ?

Il a été montré* que des rats alimentés par deux souches bactériennes, *Lactobacillus casei* et *Bifidobacterium breve*, généralement trouvées dans les yaourts, ont des niveaux plus bas de BPA dans

* K. Oishi, T. Sato, W. Yokoi, Y. Yoshida, M. Ito et H. Sawada, « Effect of Probiotics, *Bifidobacterium breve* and *Lactobacillus. casei*, on Bisphenol A Exposure in Rats », *Bioscience, Biotechnology and Biochemistry*, juin 2008, 72 (6), p. 1409-1415 ; EPub juin 2008.

leurs urines et leur sang avec des quantités plus élevées de résidus. Ces bactéries consomment le BPA, le stockent, puis l'éliminent dans les selles. On peut ainsi proposer le « drainage » des pollutions environnementales par des médicaments homéopathiques spécifiques en association avec certains probiotiques et oligoéléments* (cela s'appelle la « bioremédiation »).

- En fonction du degré d'atteinte organique, de la cause et/ou de l'ancienneté de l'intoxication, les médicaments homéopathiques de drainage environnemental seront utilisés en dilutions basses (5-7 CH), moyennes (9 CH) ou hautes (15-30 CH) dont voici quelques-uns à titre d'exemples :
  - oxyde de carbone : CARBO VEGETABILIS ;
  - plomb (saturnisme) : PLUMBUM METALLICUM ;
  - nitrates : ARGENTUM NITRICUM, KALIUM NITRICUM, NITRICUM ACIDUM ;
  - soufre : SULFURICUM ACIDUM, CARBONEUM SULFURATUM ;
  - pétrole et dérivés : PETROLEUM ;
  - aluminium (vaccins) : ALUMINA ;
  - dérivés fluorés (prévention de la carie, tranquillisants, anesthésiques) : CALCAREA FLUORICA, FLUORICUM ACIDUM ;
  - iode (exemples : Tchernobyl, Fukushima) : IODUM ;
  - acides : SULFURICUM ACIDUM, MURIATICUM ACIDUM, PHOSPHORICUM ACIDUM, NITRICUM ACIDUM ;
  - arsenic (exemple : Bangladesh) : ARSENICUM ALBUM ;
  - les polyphénols : CINNAMUM ZEYLANICUM et BENZOICUM ACIDUM ;
  - les phyto-œstrogènes et autres PE : SOJA HISPIDA.

* Micro-organismes vivants (bactéries ou levures) qui, consommés en quantité suffisante, exercent des effets positifs sur la santé de l'hôte, au-delà des effets nutritionnels traditionnels.

- Probiotiques : *Lactobacillus casei* et *Bifidobacterium breve*.
- Le Sélénium. Le sélénium est un oligoélément connu pour son effet protecteur contre le mercure*.

COMMENT ÉVITER LES EXPOSITIONS LES PLUS FRÉQUENTES, LES PLUS NOCIVES AUX POLLUANTS ENVIRONNEMENTAUX PENDANT ET APRÈS LA GROSSESSE ?

Alimentation

- Manger des fruits et des légumes frais bien lavés et épluchés (pesticides).
- Ne pas manger de poisson (surtout gras) plus de trois fois par semaine (contient des PCB et des métaux lourds).
- Éviter les plats préparés et préférer les aliments bio.
- Éviter le soja (contient des phyto-œstrogènes).
- Éviter les produits light ou à base d'aspartame (nocivité discutée, aucun bénéfice).
- Ne pas utiliser de contenants ou d'ustensiles en plastique ni de films alimentaires surtout au contact de la chaleur (micro-ondes et lave-vaisselle).
- Préférer les bouteilles ou des bocaux en verre aux canettes et aux bouteilles en plastique.

Air intérieur

- Ne pas utiliser de sprays insecticides à l'intérieur ou d'herbicides dans le jardin.
- Ne pas rénover les peintures de la maison ni les moquettes,
- Éviter les meubles en bois aggloméré.

→

* N. V. Ralston et L. J. Raymond, « Dietary selenium's protective effects against methylmercury toxicity », *Toxicology*, 2010, 278 (1), p. 112-123.

• Éviter de passer des après-midi chez des vendeurs de meubles.
• Utiliser plutôt le vinaigre blanc que certains détergents.

Cosmétiques

• Éviter les teintures de cheveux (durée de contact prolongée).
• Éviter les rouges à lèvres et vernis à ongles (contact oral possible de produits contenant le plus souvent des PE).
• Éviter les fonds de teint, les cosmétiques (étalés sur des surfaces étendues et 71 % contiennent des PE).
• Éviter les lingettes.

Retrouvez quelques informations utiles sur le site de l'Association Santé Environnement France ASEF www.asef-asso.fr

3

Le microbiote, cible privilégiée des intoxications et des intolérances

LE MICROBIOTE OU LES BACTÉRIES HÉBERGÉES PAR NOTRE CORPS

Le microbiote, autrefois appelé « flore bactérienne », n'est pas seulement la flore intestinale. Le microbiote, c'est l'ensemble des micro-organismes – bactéries, virus, parasites, champignons non pathogènes, dits « commensaux » – qui vivent dans un environnement spécifique. C'est ainsi qu'il faut parler « des » microbiotes (vaginal, cutané, respiratoire, oculaire, auriculaire, etc.) et non « du » microbiote, sous-entendant en général qu'il n'y a qu'un seul microbiote : celui du tube digestif.

Les microbiotes sont influencés par différents facteurs comme la génétique, le terrain, l'alimentation, l'âge, les antibiotiques, le stress, la géographie et les toxiques de l'environnement. Le microbiote intestinal est bien entendu le plus important d'entre eux, pour un poids de 2 kg ! Il est le résultat de la colonisation du tube digestif par des bactéries de l'environnement (dites « commensales ») autour de la naissance (même dans l'utérus) et pour toute la vie. Il comprend environ 10^{14} à 10^{15} bactéries soit dix à cent fois plus que le nombre de cellules qui constituent notre corps (10^{13}). Toutes les flores commensales – intestinale, buccale, génitale, cutanée, respiratoire… – font de nos enfants des « super-organismes* », c'est-à-dire des complexes issus d'une longue coévolution, cohérents, stables, capables de résilience (faculté à s'adapter pour rebondir), en relation symbiotique entre un corps et une flore contenant dix fois plus de cellules, et dont les gènes, mis ensemble, sont cent fois plus nombreux que ceux du génome humain.

Les bactéries, organismes unicellulaires, sont les premiers êtres vivants apparus sur terre, il y a environ 3,8 milliards d'années. Il est classique d'entendre dire que le fœtus humain se développe dans un environnement sans bactéries, donc stérile, et qu'il commence à acquérir sa flore commensale** muqueuse et cutanée lors de l'accouchement par voie basse. Venant contrarier cet a priori de la science, certains éléments nous suggèrent aujourd'hui que l'installation du microbiote pourrait être très précoce, des études suggérant l'existence d'une colonisation in utero par la présence d'un microbiote

* P. Sansonetti, *Des microbes et des hommes. Guerre et paix aux surfaces muqueuses*, Leçon inaugurale au Collège de France.
** Micro-organismes qui colonisent l'organisme sans provoquer de maladies.

placentaire et méconial (premières selles de l'enfant, pendant les premiers jours qui suivent la naissance)[*-**].

Chez le nouveau-né, cette flore variera en nombre et en diversité en fonction de l'âge, de l'environnement, de la nutrition, pour atteindre 10^{14} germes rien que dans l'appareil digestif ! La mise en place du microbiote suit ensuite un processus dynamique durant les trois premières années de l'enfant, en fonction du terme (prématuré ou à terme), du mode d'accouchement (césarienne ou voie basse), de l'alimentation, des conditions d'hygiène, du terrain et des traitements médicamenteux éventuels.

Il semble que l'alimentation de la mère pendant la grossesse influence l'implantation du microbiote intestinal chez le nouveau-né[***]. Des chercheurs ont montré que les microbiotes des bébés dont la mère a mangé plus de gras étaient très différents de ceux dont le régime alimentaire maternel était plus pauvre en graisses. Les bactéries étaient notamment présentes en moins grand nombre dans l'alimentation riche en graisses, ce qui pourrait affecter la capacité à extraire l'énergie des aliments, et avoir un effet sur le développement du système immunitaire de l'enfant.

* E. Jimenez *et al.*, *Research in Microbiology*, 2008, 159, p. 187-193.
** E. Jimenez *et al.*, « Isolation of Commensal Bacteria from Umbilical Cord Blood of Healthy Neonates born by Cesarean Section », *Current Microbiology*, octobre 2005, 51 (4), p. 270-274.
*** D. M. Chu, K. M. Antony, J. Ma, A. L. Prince, L. Showalter, M. Moller et K. M. Aagaard, « The early infant gut microbiome varies in association with a maternal high-fat diet », *Genome Medicine*, 2016.

QUELQUES DÉFINITIONS BIEN UTILES DANS LE CONTEXTE ACTUEL OÙ L'ON ENTEND TOUT ET N'IMPORTE QUOI

Qu'est-ce que l'holobionte ?

L'holobionte (du grec *holos*, tout, et *bios*, vie) désigne l'unité biologique composée de l'hôte (plante ou animal) et de tous ses micro-organismes. Nous sommes donc tous des « holobiontes » !

Et le gnotobiote ?

Mot dérivé de l'anglais scientifique *« gnotobiota »*, qui désigne une colonie de micro-organismes d'une souche pure, isolée de son environnement et associée expérimentalement à un hôte particulier. Le gnotobiote est un organisme (plante, animal) de laboratoire spécialement élevé dans un environnement contrôlé, de manière que son microbiote (intestinal en général) soit spécifique et connu dans sa totalité. C'est un organisme réputé originellement né non colonisé par des microbes de l'environnement extérieur (axène ou *germ-free*) et ensuite volontairement infecté par un ou plusieurs micro-organismes connus.

Qu'est-ce que le microbiome ?

Le microbiome (du grec *micro*, petit, et *bios*, vie) est l'« aire biotique » (aire de vie) du microbiote. En anglais, le terme microbiome est un faux ami, car il fait référence aux génomes, c'est-à-dire au contenu génétique d'un microbiote.

Qu'est-ce que la dysbiose ?

C'est l'altération du microbiote par rapport à un état sain. La dysbiose fait référence à un déséquilibre des populations microbiennes par rapport un état d'équilibre (eubiose) entre symbiotes et pathobiontes. La dysbiose est principalement rapportée dans le tractus digestif ou sur la peau, mais peut se produire sur toutes les surfaces exposées ou sur les muqueuses, c'est-à-dire partout où il y a un microbiote. Une dysbiose peut être observée à plusieurs niveaux d'analyse, de la biodiversité jusqu'aux fonctions enzymatiques des bactéries. La caractéristique principale de la dysbiose est la réduction de la diversité microbienne.

Qu'est-ce que le métagénome ?

C'est l'ensemble des génomes (matériel génétique d'une espèce codé dans son acide désoxyribonucléique ADN) des populations bactériennes d'un milieu donné. La méthode utilisée pour l'analyser (la métagénomique, décrite en 1998 par Handelsman et Rodon) consiste à étudier collectivement les gènes, sans les détailler individu par individu. Le métagénome intestinal est cent cinquante fois plus important que le génome humain. La métagénomique est un progrès très récent lié au développement d'outils pour étudier les bactéries autres que la culture sur boîtes de Petri. Il a fallu attendre la fin du séquençage du génome humain en 2004 pour voir arriver des outils biomoléculaires et informatiques qui nous servent, depuis 2010, à séquencer les génomes des bactéries des différents microbiotes. Ce sont ces mêmes outils très prometteurs (en particulier le pyroséquençage génétique des ARN 16 S ribosomiaux) qui nous permettent depuis 2011 de tisser des liens de réciprocité entre les microbiotes, des liens de causalité avec l'inflammation et l'immunité, ce qui est une véritable révolution médicale. Au point qu'en écrivant ce livre, j'ai l'impression de refaire mes études de médecine...

LA PART DU LION POUR LE MICROBIOTE INTESTINAL !

Le microbiote intestinal représente 80 % des bactéries de l'organisme. Il intervient dans plusieurs processus : immunitaire, nutritionnel et autres aspects de la physiologie de l'hôte. Sa structure et ses fonctions sont mieux connues depuis quelques années. Il est essentiellement composé d'environ 1 000 à 3 000 espèces bactériennes appartenant à cinq lignées toutes issues d'une même souche (*phyla*) :

- les *Firmicutes*, divisées en trois classes majeures de bactéries à Gram positif dans l'intestin : *Clostridia* (principalement des groupes *Clostridium leptum* et *Clostridium coccoides*), *Mollicutes* (*Mycoplasma* et *Ureaplasma*) et *Bacilli* (*Bacillales* et *Lactobacillales*). Plus les *Eubacterium*, *Ruminococcus*, *Butyrivibrio*, *Faecalibacterium*...
- les *Bacteroidetes*, qui rassemblent la plupart des bactéries à Gram négatif. Moins divers en termes d'espèces, il est subdivisé en trois genres prépondérants : *Bacteroides, Prevotella* et *Porphyromonas*, *Firmicutes* et *Bacteroidetes* représentant près de 90 % de l'ensemble des bactéries :
- les *Actinobacteriea* : bifidobactéries ;
- les *Proteobacteria* : *Escherichia – actinobacter* ;
- Plus les *Fusobacteries* et *Verrucomicrobia.*

Au total, trois grandes familles rassemblent la plus grande part des bactéries dominantes dans l'intestin : *Firmicutes*, *Bacteroidetes* et *Actinobacteriea.* Mais il y a également d'autres êtres vivants dans notre tube digestif, en particulier des levures, des champignons et des virus bactériophages, encore peu connus. L'homme abrite donc des micro-organismes qu'il tolère, avec lequel il a des interactions dès la naissance et tout au long de la vie, interactions essentielles pour l'adaptation à l'environnement et le maintien de l'homéostasie intestinale. À noter que 80 % des espèces dominantes du microbiote d'un individu lui sont propres.

Le microbiote intestinal a six rôles essentiels pour la santé de l'enfant :

1. Protection du tube digestif contre sa colonisation par des microbes pathogènes : c'est « l'effet barrière » ; le microbiote peut aussi dégrader des toxines.
2. Développement et maturation du système immunitaire : le système immunitaire intestinal abrite 60 à 70 % de nos cellules immunitaires. Le microbiote est essentiel à la mise en place puis au fonctionnement de l'immunité intestinale mais aussi générale.
3. Synthèse de vitamines du groupe B et de la vitamine K.
4. Dégradation de substrats alimentaires non digérés : production de gaz, de métabolites, d'acides gras à chaîne courte, d'énergie.
5. Physiologie intestinale et métabolisme : sans microbiote, la physiologie du tube digestif n'atteint pas sa maturité. Il a été montré récemment qu'il intervient dans l'absorption des glucides et des lipides, dans le stockage des graisses, dans la régulation de l'appétit...
6. Production de substances actives sur le cerveau : le microbiote produit les mêmes neuromédiateurs que le cerveau : il est impliqué dans le dialogue cerveau-intestin grâce, entre autres, à la dopamine, le neurotransmetteur du plaisir, et à la sérotonine, le médiateur biochimique de nos humeurs.

QUEL RÔLE JOUENT LES ACIDES GRAS À CHAÎNE COURTE ?

Ce sont des graisses produites par les bactéries dans l'intestin, lorsque les fibres prébiotiques sont fermentées dans le côlon. Les acides gras à chaîne courte sont une source d'énergie pour les cellules qui tapissent le côlon. Ils jouent également un rôle important dans la santé et la maladie, pouvant réduire le risque de maladies inflammatoires, de diabète, d'obésité, de maladies cardiaques et peut-être même de cancers digestifs.

Les travaux sur le microbiote intestinal* ont pris une importance considérable depuis que les recherches sur le métagénome sont venues bouleverser nos connaissances sur ce sujet. Son étude est un domaine exploratoire de grande importance pour la santé humaine :

- premièrement, il apparaît de plus en plus comme un élément essentiel à notre organisme avec lequel il vit en symbiose ;
- deuxièmement, physiologiquement le microbiote interagit avec de nombreuses fonctions de notre organisme ;
- troisièmement, à l'inverse, il est impliqué dans un certain nombre de pathologies liées à une dysbiose. Parmi ces pathologies, il faut citer les maladies inflammatoires chroniques de l'intestin (MICI) du type maladie de Crohn, le diabète, les allergies, certaines maladies du foie, ou colite ulcéreuse, l'obésité, le syndrome métabolique, l'autisme et les troubles du comportement.

* J. Doré et P. Marteau, *Le microbiote intestinal : un organe à part entière*, Éd. John Libbey Eurotext, 2017.

Afin de rester en bonne santé, il est indispensable de savoir protéger notre microbiote dès le plus jeune âge, le maintenir lui-même en « bonne santé », comme un animal de compagnie qu'il faut choyer, nourrir et promener. Devant le nombre de plus en plus important de publications sur le traitement de certaines pathologies digestives par des transferts de flore fécale, il convient d'être très prudent et de recommander des études complémentaires afin d'évaluer les risques et de définir un protocole standardisé. Les capacités métaboliques du microbiote vis-à-vis des xénobiotiques (substance présente dans un organisme vivant mais qui lui est étrangère) commencent à se développer, et il convient de s'intéresser plus particulièrement aux modifications qu'il induit sur les molécules médicamenteuses. À l'inverse, il est capital de s'intéresser aux effets potentiels des pesticides et des autres polluants de l'environnement sur les fonctions du microbiote.

LES AUTRES MICROBIOTES

Le microbiote placentaire[*] : deux scoops !

Premier scoop !

Une étude récente montre que de petites quantités d'ADN issu de diverses espèces bactériennes sont présentes dans le placenta même lors de grossesses normales[*].

Second scoop !

Ces espèces ressemblent plus à celles présentes dans la bouche qu'à celles présentes dans d'autres tissus comme l'intestin, la peau ou

* K. Aagaard, J. Ma, K. M. Antony, R. Ganu, J. Petrosino et J. Versalovic, « The Placenta Harbors a Unique Microbiome », *Science Translational Medicine*, 21 mai 2014.

le vagin. On pensait le lait maternel stérile ? Il ne l'est pas ! Pire : on pensait le fœtus stérile ? Il ne l'est pas non plus. De plus en plus d'études révèlent la présence de bactéries dans le placenta. Au vu de la ressemblance entre le microbiome placentaire et le microbiome buccal, les chercheurs avancent l'hypothèse d'un lien possible entre maladie parodontale (bucco-dentaire), microbiome placentaire et accouchement prématuré. Cela semble être suffisant pour mettre en valeur l'importance de l'hygiène bucco-dentaire pendant une grossesse, car une corrélation significative a été montrée entre les populations bactériennes du microbiome placentaire et la naissance prématurée. La présence de taxa tels que *Burkholderia* a été observée dans les placentas des enfants nés prématurés, tandis que *Paenibacillus* est abondant dans les spécimens placentaires de bébés nés à des termes compris dans les limites de la normale.

PEUT-ON PRÉVENIR L'ENTÉROCOLITE ULCÉRO-NÉCROSANTE DU PRÉMATURÉ ?

3 à 10 % des nouveau-nés prématurés souffrent d'entérocolite nécrosante, une pathologie digestive grave qui se caractérise par des lésions nécrosantes pouvant entraîner des perforations de l'intestin ou une péritonite, et qui représente la 2e cause de décès chez ces bébés (taux de létalité : 25 %). La supplémentation en probiotiques est un bon moyen de prévention. Une étude a montré* que le *Lactobacillus reuteri* permet de diminuer le temps d'hospitalisation de onze jours, de réduire le risque de décès par entérocolite ulcéro-nécrosante de 21 % et de réduire le risque de septicémie de 34 %.

* *Journal of Parenteral and Enteral Nutrition.*

Le microbiote du méconium : encore un scoop

Les pédiatres pensaient le méconium stérile. Il ne l'est pas ! Une des récentes surprises de la colonisation de l'intestin est la découverte que ce processus débute in utero. On a détecté des micro-organismes dans le liquide amniotique, les membranes fœtales, le cordon ombilical et le placenta, même dans les cas où les membranes ne sont pas rompues, et même dans les cas de césarienne. Et, conséquence logique, on a isolé des bactéries vivantes du méconium. Mais le microbiote du méconium est différent de celui des selles adultes, du vagin et de la peau. Il est proche des échantillons fécaux de jeunes nourrissons. Les échantillons bactériens retrouvés dans le méconium se regroupent en deux types :

- un type dominé par des bactéries entériques (bactéries anaérobies à Gram négatif qui métabolisent le glucose en acides) et associé aux antécédents d'eczéma atopique chez la mère ;
- le second type, dominé par des bactéries lactiques (bactéries à Gram positif, anaérobies partiellement tolérantes à l'oxygène capables de fermenter les sucres en acide lactique) et associé à des problèmes respiratoires chez le nourrisson.

Ces résultats suggèrent que le microbiote du méconium a une origine intra-utérine et participe à la colonisation intestinale. Le type de bactéries détecté dans le méconium est influencé par des facteurs maternels et peut donc avoir des conséquences pour la santé de l'enfant.

Le microbiote cutané* (3 % des bactéries de l'organisme)

Le microbiote cutané est composé d'un ensemble de micro-organismes (bactéries, archées – êtres unicellulaires qui ne contiennent ni noyau ni organites –, champignons, virus et acariens) résidant dans et sur la peau. L'avènement de nouvelles techniques moléculaires a permis, là aussi, de mettre en évidence la diversité microbienne observée au niveau du revêtement cutané. On estime actuellement qu'un million de bactéries avec des centaines d'espèces différentes habitent chaque cm^2 de peau. Au moins dix-neuf phyla sont connus pour faire partie du microbiote bactérien de la peau. Les quatre phyla principaux sont *Actinobacteria* (51,8 %), *Firmicutes* (24,4 %), *Proteobacteria* (16,5 %) et *Bacteroidetes* (6,3 %). La majorité des genres identifiés sont *Corynebacterium*, *Propionibacterium* et *Staphylococcus*. L'abondance de chaque groupe est fortement dépendante des différentes localisations (visage, aisselles…). Les champignons isolés sur la peau sont du genre *Malassezia spp*. Des acariens du genre *Demodex* sont également présents dans les unités pilo-sébacées, le plus souvent de la surface cutanée du visage. Le virome cutané est actuellement moins bien caractérisé. Il est composé aussi de virus résidents et transitaires. Des analyses de séquençages à la surface cutanée ont montré trois familles prédominantes : *Papillomaviridae*, *Polyomaviridae* et *Circoviridae*, ce qui confirme le portage asymptomatique de nombreuses souches de papillomavirus (HPV) : jusqu'à dix-sept souches différentes !

Le rôle des bactéries commensales de la peau est très varié et mal compris. En effet, ces bactéries sont souvent considérées comme bénéfiques pour l'organisme. Certaines ont un rôle dans la défense contre les bactéries pathogènes. Cependant leur rôle protecteur n'est pas certain, car une perturbation de l'équilibre entre les bactéries

* C. Dunyach-Remy, A. Sotto et J.-Ph. Lavigne, « Le microbiote cutané : étude de la diversité microbienne et de son rôle dans la pathogénicité », *Revue francophone des laboratoires*, février 2015, vol. 45, n° 469, p. 51-58.

commensales et les bactéries pathogènes peut engendrer une modification de la composition du microbiote, entraînant l'apparition de pathologies (psoriasis, acné). Ces bactéries peuvent également participer à la chronicité de certaines plaies.

Le microbiote oculaire : faut-il encore mettre des gouttes dans les yeux des nouveau-nés ?

En France, même s'il est classique de mettre des gouttes de collyre dans les yeux des nouveau-nés en salle de travail, il n'existe pas de données pour recommander de mettre en œuvre une antibioprophylaxie conjonctivale néonatale systématique (AFSSAPS, devenue ANSM* depuis avril 2012). Cette habitude, désormais désuète, de mettre du nitrate d'argent dans les yeux remonte au temps où l'on craignait que les bébés attrapent une gonococcie en naissant par voie basse. On sait aujourd'hui que perturber le microbiome oculaire pourrait augmenter la susceptibilité aux conjonctivites des enfants en bas âge par la formation d'un biofilm, voire perturber le microbiome digestif. Étonnamment, il n'y a aucune étude pour déterminer si c'est le cas.

Le microbiote vaginal : 9 % du microbiote humain

Même si le microbiote vaginal des petites filles reste un domaine peu étudié et dont l'impact sur la santé est peu connu, il semble que la contamination par des bactéries fécales soit à l'origine de la plupart des vulvites, comme en témoigne l'effet spectaculaire de la prise de probiotiques par voie orale sur les leucorrhées.

* Agence nationale de sécurité du médicament et des produits de santé.

CAS PRATIQUE :

ÉCOULEMENT VULVAIRE CHEZ UNE PETITE FILLE DE QUATRE ANS

La petite Manon, née en 2008, consulte à quatre ans pour rougeurs et écoulements vulvaires (vulvites) à répétition, malgré le jeune âge (ce qui est assez courant en pédiatrie...), avec des écoulements ayant une odeur de saumure. On note une tendance à la constipation, mais on apprend qu'en fait, elle se retient pour ne pas que ça sorte de peur d'avoir mal, car elle a parfois des microfissures autour de l'anus. Elle a aussi une tendance à se masturber. Dans son passé, on note qu'elle a pris beaucoup d'antibiotiques pour otites au moment des poussées dentaires. Le traitement s'est avéré très efficace, puisque la tendance à faire des vulvites a définitivement disparu. Il a consisté en la prescription de Saforelle® pour calmer l'inflammation locale et en la prise orale d'un probiotique à base de *Lactobacillus reuteri*, bactérie lactique de la famille des *Lactobacillaceae* présente naturellement dans le lait de 15 % des femmes allaitantes dans le monde. Cette bactérie, en réparant le déséquilibre du microbiote intestinal de Manon à la prise de nombreux antibiotiques, a aidé à réparer, par « effet billard », la perturbation de sa flore vaginale. Chez la femme adulte, on utilise plutôt *Lactobacillus crispatus*, qui est considéré comme très bénéfique du fait de ses nombreuses propriétés, dont la production de fortes quantités d'acide lactique, dérivé immunomodulateur et à fort pouvoir antimicrobien. De ce fait, il est désormais proposé soit d'utiliser cette bactérie d'origine humaine comme probiotique en prévention ou en complément d'un traitement antibiotique ou antifongique, soit de l'aider par des prébiotiques à dominer la microflore vaginale.

Le microbiote buccal

Il n'y a pas que notre intestin qui abrite des milliards de bactéries. Notre bouche également : langue, gencives, dents, salive… toute une vie bactérienne est présente dans notre bouche et y remplit des rôles utiles à notre santé, en particulier le développement du système immunitaire local et la lutte contre les micro-organismes pathogènes. L'accouchement par voie basse et l'allaitement maternel favorisent une plus grande diversité microbienne. Là encore, on a montré que le déséquilibre du microbiote buccal peut être un facteur de dysbiose favorisant plus tard les caries dentaires, les maladies parodontales (gingivites) et l'halitose (mauvaise haleine), voire jouer un rôle dans le diabète et les arthrites inflammatoires. Des espèces de bactéries habituellement associées à la flore buccale ont été trouvées dans le tube digestif, ou impliquées dans diverses pathologies respiratoires, articulaires (arthrites), osseuses ou cardiaques.

Nous avons vu plus haut l'importance de l'hygiène bucco-dentaire pendant une grossesse en raison des risques d'accouchement prématuré que font courir les infections gingivales chez la femme enceinte.

Plusieurs genres de champignons sont fréquemment trouvés dans la bouche, dont : *Candida*, *Cladosporium*, *Aspergillus*, *Fusarium*, *Glomus*, *Alternaria*, *Penicillium* et *Cryptococcus*, entre autres.

Même le nez ! Le microbiote nasal*

Une communauté bactérienne complexe vit le long de nos voies nasales. Cependant, les scientifiques en savent relativement peu sur la fonction des bactéries de notre nez, et sur la façon dont les membres bénéfiques de notre microbiote nasal pourraient nous aider à rester en bonne santé. Le microbiote nasal des enfants est

* Lindsey Bomar, ASM News.

souvent dominé par les phyla *Firmicutes*, *Bacteroidetes* et *Protobacteria*, mais contient moins d'actinobactéries. Deux bactéries pathogènes (*Streptococcus pneumoniae* et *Staphylococcus aureus*) sont également souvent respectivement présentes dans les voies nasales pédiatriques. La plupart du temps, elles sont inoffensives, mais elles peuvent se réveiller et causer des infections graves.

On a montré qu'une bactérie commensale des fosses nasales des enfants, *Corynebacterium accolens*, inhibe la croissance de *Streptococcus pneumoniae.* L'interaction entre *C. accolens* et *S. pneumoniae* ouvre la voie à l'utilisation de *Corynebacterium accolens* comme un organisme probiotique ayant un effet protecteur contre la colonisation pneumococcique. Si cette hypothèse est avérée, on comprend mieux les raisons pour lesquelles il faut éviter les lavages « intensifs » des fosses nasales, qui en modifient le microbiote et peuvent faire le lit des bactéries pathogènes provoquant des otites chroniques.

Le microbiote préputial

Le microbiote du pénis est mal connu. Le microenvironnement anoxique de l'espace subpréputial peut supporter des anaérobies pro-inflammatoires susceptibles de favoriser le développement de certains virus. Ainsi, la réduction des bactéries anaérobies après la circoncision pourrait jouer un rôle dans la protection contre certains germes urinaires chez l'enfant et certaines maladies sexuellement transmissibles chez l'adulte.

Le microbiote pulmonaire

Les poumons sont historiquement considérés comme un organe stérile, mais depuis quelques années, les données scientifiques prouvent qu'il existe un microbiote pulmonaire, formé à partir des voies respiratoires hautes et de la bouche. Par similitude avec le modèle intestinal, la présence d'un microbiote spécifique pose la question de son influence sur la physiopathologie pulmonaire. Plusieurs travaux font ainsi état d'une modification du microbiote des voies respiratoires chez les sujets asthmatiques*.

Le microbiote du rhino-pharynx et de l'oreille moyenne (7 % des bactéries de l'organisme)

Nous connaissons aujourd'hui les responsables des otites infectieuses à répétition, cauchemars des pédiatres et des ORL, car l'écoulement chronique de l'oreille est souvent résistant à tous les antibiotiques, même les plus puissants. Les otites moyennes aiguës sont la première cause de prescription d'antibiotiques chez les enfants. Depuis plusieurs années, les médecins constatent que l'efficacité des traitements diminue et sont contraints d'augmenter les doses ou d'inventer de nouvelles molécules. En trente ans, on est ainsi passé de la simple pénicilline aux céphalosporines dites « de 3e génération », voire à des antibiotiques de synthèse plus complexes, les fluoroquinolones. Cela a provoqué l'**émergence de bactéries résistantes**, phénomène naturel qui s'est accéléré avec l'effet de l'utilisation immodérée des antibiotiques. Sous leur action, la plupart des bactéries sensibles ont été éliminées. Mais certaines ont survécu et se sont adaptées, soit en acquérant des « gènes de résistance » par mutation, soit par l'acquisition de nouveaux gènes, soit par formation de biofilms. On les soupçonne d'être la cause des otites récurrentes. Ce sont les biofilms bactériens qui se forment sur les tissus de l'oreille moyenne des enfants souffrant d'otites aiguës ou séreuses récurrentes.

* Remot A et al. Bacteria isolated from lung modulate asthma susceptibility in mice. *The ISME Journal.* Advance online publication 3 January 2017.

Certaines bactéries, lorsqu'elles sont en communauté et que leur densité devient importante, ont la capacité de sécréter une substance visqueuse. Il se forme alors un biofilm très résistant aux traitements antibiotiques. Leur rôle dans l'échec thérapeutique et la persistance d'infections a été montré.

QUE DIT LA RECHERCHE ?

Deux chercheurs, Garth Ehrlich et Christopher Post, ont analysé des biopsies prélevées sur 50 enfants subissant la pose de drains pour traiter leur otite séreuse[*]-[**]. Les chercheurs ont trouvé des biofilms chez 46 enfants. En revanche, aucune trace de ces colonies bactériennes n'a été retrouvée chez des personnes n'ayant pas d'otite.

Le microbiote urinaire

Les médecins ont longtemps pensé que l'urine était stérile, c'est-à-dire exempte de bactéries. Or grâce à dans de récents travaux utilisant les mêmes techniques d'analyse avancées en génomique, les chercheurs ont pu mettre en évidence la présence de bactéries dans la vessie. Ces micro-organismes, désignés sous le nom de microbiote urinaire, ont été longtemps ignorés. Ainsi, contrairement aux idées reçues, l'urine contient bien des bactéries ! Cette découverte ouvre de nombreuses perspectives, notamment dans l'accompagnement de différents désagréments vésicaux chez les enfants, qu'ils soient ou

* J. C. Post *et al.*, « The Role of Biofilms in Otolaryngologic Infections », *Current Opinion in Otolaryngology Head and Neck Surgery*, juin 2004, 12 (3), p. 185-190.
** Ch. Post, M.D., PhD et G. D. Ehrlich, PhD, *et al.*, « Direct Detection of Bacterial Biofilms on the Middle-Ear Mucosa of Children With Chronic Otitis Media », *JAMA*, 12 juillet 2006, 296 (2), p. 202-211.

non atteints de malformation des voies urinaires : gênes urinaires, infections urinaires, cystites, pyélonéphrites…

À l'instar du microbiote intestinal, qui joue un rôle de barrière contre les micro-organismes indésirables présents au niveau du tube digestif, le microbiote urinaire exercerait lui aussi un rôle protecteur au niveau de la vessie. Il pourrait notamment inhiber la croissance et l'adhésion des bactéries susceptibles de provoquer des infections urinaires, basses ou hautes. Cet écosystème bactérien doit désormais être pris en considération, et il est impératif de veiller à son bon équilibre. En effet, toute dysbiose pourrait être un facteur favorisant l'apparition d'infections urinaires et de séquelles rénales. Les chercheurs envisagent de nouvelles stratégies pour préserver l'équilibre de ce microbiote, notamment l'apport de ferments lactiques actifs à effet probiotique associés ou non à la canneberge, ou cranberry, et à la vitamine C. Ce genre de traitement pourrait privilégier la croissance des bonnes bactéries dans le microbiome urinaire tout en limitant la prolifération des micro-organismes indésirables.

RÉSISTANCES AUX ANTIBIOTIQUES, OÙ EN EST-ON ?

L'usage inadapté et non justifié des antibiotiques, en médecine humaine mais surtout en médecine vétérinaire, a entraîné l'émergence de souches bactériennes résistantes (*Salmonella*, *E. coli*, *Campylobacter* entre autres…), rendant les antibiotiques inefficaces. Dans toutes les infections virales (rhumes, nombreuses angines…), la consommation d'antibiotiques est inutile et même néfaste puisqu'elle augmente la résistance des bactéries. Les bactéries dites « multirésistantes » (*Staphylococcus aureus* résistant à la méticilline ou

SARM, entérobactéries productrices de ß-lactamase à spectre étendu ou EBLSE, entérocoques résistant à la vancomycine ou ERV, *Pseudomonas aeruginosa* multirésistants ou PAR, *Acinetobacter baumannii* résistant à la ticarcilline ou ABR...) résistent à la plupart des antibiotiques et posent de réels problèmes thérapeutiques. En plus, les traitements antibiotiques à répétition ne servent à rien contre les biofilms bactériens.

Nous sommes donc entrés dans une dangereuse phase de pénurie : les nouvelles molécules sont encore en développement et ne seront pas disponibles avant cinq à dix ans, alors que certains produits disparaissent du marché ou ne sont plus efficaces, et que le développement d'antibiotiques est lourd et coûteux pour les laboratoires pharmaceutiques, avec un retour sur investissement jugé insuffisant. D'autres pistes doivent donc être explorées, comme la phagothérapie (destruction des bactéries par des virus pathogènes pour elles appelés « bactériophages ») et les traitements probiotiques, qui favorisent l'installation de « bonnes » bactéries empêchant l'installation de « mauvaises » bactéries. Tout cela représente un problème majeur de santé publique, largement issu de l'usage abusif des antibiotiques.

QUELQUES CHIFFRES

Les antibiotiques représentent une part importante du marché du médicament en France, avec 7,2 % du marché des médicaments remboursables (CREDES, 2003). La France se distingue d'ailleurs des autres pays développés en ce qui concerne sa consommation d'antibiotiques : les Français consommaient en 1997 deux fois plus d'antibiotiques par personne que les Britanniques et quatre fois plus que les Hollandais. La consommation d'antibiotiques en France a par ailleurs connu une forte croissance depuis vingt ans (Agence du médicament, 1998, devenue Agence nationale de sécurité du médicament). Ainsi, entre 1980 et 1991, la fréquence de consommation des antibiotiques a augmenté de 47 %, soit un taux d'accroissement annuel moyen de 3,7 %. Sur la même période, le recours aux antibiotiques lors d'une infection respiratoire présumée d'origine virale a augmenté de 115 % chez l'enfant.

Ainsi, la consommation d'antibiotiques en médecine humaine dans le monde se compte en milliers de tonnes. En Europe (29 pays), elle s'est élevée à 3 350 tonnes en 2007. Aux États-Unis, elle se situait autour de 3 300 tonnes en 2009. En Chine continentale, qui est le premier producteur mais aussi le premier consommateur d'antibiotiques au monde, plus de 162 000 tonnes de plus de 200 produits différents ont été consommées en 2013, à valeur pratiquement égale entre les humains (48 %) et les animaux (52 %). Cette surconsommation a des conséquences particulièrement néfastes en matière de santé car, d'une part, elle contribue à la prolifération de bactéries résistantes aux antibiotiques et, d'autre part, plus de la moitié (53 800 tonnes) se sont répandues dans l'environnement sous forme d'urine et d'excréments, polluant les nappes phréatiques.

4

Les troubles cognitifs et autistiques de l'enfant, en pleine expansion

POURQUOI DIT-ON QUE L'INTESTIN EST NOTRE « DEUXIÈME CERVEAU » ?

Nous avons tous constaté que les douleurs abdominales peuvent avoir une origine « nerveuse », car tout le monde sait, depuis longtemps, que l'intestin et le cerveau communiquent par l'intermédiaire d'hormones, de produits métaboliques et/ou de connexions neuronales directes. Et chez l'enfant, le ventre est une des zones préférentielles de somatisation. Les soucis, le chagrin, les ennuis, les tracas, la perte d'un être cher ou un contrôle des connaissances déclenchent souvent un cortège de plaintes digestives (maux de ventre, nausées, ballonnements…) qui inquiètent les parents et sont des motifs fréquents de consultation en pédiatrie.

L'étude du contexte et l'examen clinique permettent d'éliminer une affection organique, voire chirurgicale, surtout si ces symptômes sont isolés, survenant chez des enfants au profil évocateur, anxieux ou déprimés. Il y a donc une homologie des barrières intestinale et cérébrale. On dit même que l'intestin est notre « deuxième cerveau ». En effet, les intestins ont aussi leur propre système nerveux, le système nerveux entérique (SNE), qui compte plus de 500 millions de neurones. Les scientifiques étudient la manière dont les cellules nerveuses du SNE et le microbiote intestinal communiquent avec les neurones du cerveau à travers l'« axe intestin-cerveau ». Ils sont en relation :

- par un axe neuroanatomique par l'intermédiaire du système nerveux végétatif, sympathique et parasympathique (nerf vague ou 10e paire crânienne, en particulier) ;
- par un axe neuroendocrinien immunitaire ;
- par des voies de communication bidirectionnelles entre microbiote et système nerveux central.

LES NEURONES ET NEUROTRANSMETTEURS DU CERVEAU ET DU SECOND CERVEAU	
Cerveau	**Second cerveau (intestin)**
85 billions (10^{12}) de neurones	500 millions de neurones
100 neurotransmetteurs identifiés	40 neurotransmetteurs identifiés
Produit 50 % de toute la dopamine	Produit 50 % de toute la dopamine
Produit 5 % de toute la sérotonine	Produit 95 % de toute la sérotonine
	Produit 70 à 85 % des cellules immunitaires de l'organisme

LA FLORE INTESTINALE GÉRERAIT NOTRE HUMEUR : ENCORE UN SCOOP !

Il a fallu des études scientifiques très récentes pour attribuer la responsabilité des troubles de l'humeur accompagnant les troubles digestifs, certes aux hormones et aux connexions nerveuses. Mais il y a mieux ! Les dernières recherches montrent que tout ce qui se produit dans le milieu intestinal influence les actions des neurones du SNE. Et c'est surtout à la flore intestinale qu'il faut attribuer cette action, car c'est bien la population bactérienne du microbiote qui est capable d'interagir avec les fonctions cérébrales, les comportements et les humeurs.

La flore intestinale participait déjà à la conscience de soi ! La voilà qui gère notre humeur… En effet, les bactéries du microbiote intestinal sont en interaction réciproque avec le système nerveux central (SNC), modulant les comportements et les humeurs. La dysbiose intestinale est capable de promouvoir le développement de pathologies neurocognitives graves. Mais, l'étonnement allant crescendo, les chercheurs ont aussi montré que si les bactéries intestinales sont capables, a minima, de moduler nos humeurs, elles sont aussi capables de déclencher ou de participer au déclenchement de pathologies organiques beaucoup plus sérieuses, comme les troubles cognitifs, voire graves, comme l'autisme, le TDAH ou les TED (qu'on appelle aujourd'hui « troubles du spectre autistique » ou TSA) !

Les bactéries intestinales produisent donc des molécules qui agissent sur le cerveau. Un microbiote intestinal sain est associé à une bonne santé et à de bonnes performances cognitives.

On a pu constater des améliorations spectaculaires d'enfants dysphasiques et dyspraxiques avec la mise en place d'un régime sans gluten et sans caséine, deux éléments capables d'engendrer inflammation et hyperperméabilité intestinales, source d'inflammation à distance. Et ce sont bien les bactéries qui sont responsables, car on a des preuves épidémiologiques, par exemple, des liens entre la mauvaise santé bucco-dentaire entraînant des perturbations au niveau du microbiote buccal et la déficience cognitive.

MICROBIOTE INTESTINAL : UN LIEN AVEC LES TROUBLES DU SPECTRE AUTISTIQUE

Depuis sa découverte en 1943 par Leo Kanner (1894-1981, psychiatre d'origine allemande) et Hans Asperger (1906-1980, pédopsychiatre autrichien qui a donné son nom au syndrome éponyme), l'autisme a fortement progressé, jusqu'à devenir la maladie qui se développe le plus rapidement dans le monde industrialisé (plus 600 % en vingt ans !). Il est quatre à cinq fois plus fréquent chez les garçons que chez les filles. L'impact environnemental semble plus important que l'impact génétique dans sa survenue. Les chiffres montrent que l'on peut parler d'une véritable épidémie. En Allemagne, on estime à 600 000 le nombre de personnes autistes. En France, 8 000 enfants autistes naissent chaque année, ce qui représente un enfant sur 150 en moyenne (1 garçon touché pour 42), soit un total d'environ 500 000 cas. En Amérique du Nord, on atteint 1 enfant sur 68, soit plus de 2 millions de personnes diagnostiquées. Au total, il y aurait 67 millions d'autistes dans le monde. Mais à ce jour, il n'y a ni cause avérée ni traitement probant : seulement des pistes, en particulier génétiques et/ou psychiatriques. C'est pourquoi le repérage précoce des TSA est extrêmement important ! Un outil permet aux cliniciens de lever les doutes : c'est le CHAT pour *check list for autism in toddlers*. Les réponses aux questions du CHAT permettent de définir des signes d'alerte.

L'OUTIL « CHAT » EN NEUF QUESTIONS

Les neuf questions

1. L'enfant aime-t-il être balancé sur une balançoire ?
2. S'intéresse-t-il aux autres enfants ?
3. Aime-t-il grimper sur les choses comme les escaliers ?
4. Aime-t-il jouer à cache-cache, à faire coucou ?

5. Joue-t-il à faire semblant, par exemple avec une dînette ?
6. Pointe-t-il avec l'index vers les objets qu'il veut obtenir ?
7. Pointe-t-il avec l'index pour partager son intérêt pour quelque chose ?
8. Joue-t-il avec des jouets sans juste les mettre à la bouche ou les faire tomber ?
9. Apporte-t-il des objets pour vous montrer quelque chose ?

Les signes d'alerte précoces des TSA

• À douze mois, absence de babillage, de pointage ou d'autres gestes sociaux.
• À dix-huit mois, absence de mots.
• À vingt-quatre mois, absence d'associations de mots (en dehors de la simple répétition).
• Quel que soit l'âge, perte de langage ou des compétences sociales.

En cas de doute, il faut s'assurer :

• du caractère envahissant et répétitif du trouble du comportement ;
• de sa constance dans le temps ;
• de sa dimension non fonctionnelle.

Ceci nécessite plusieurs observations réalisées par des personnes différentes (parents, membres de la famille, médecins, nourrice, instituteurs, etc.) à la recherche d'éléments de certitude du diagnostic de TSA.

Quel est le trépied symptomatique du syndrome autistique ? Pour être très schématique, les enfants autistes souffrent d'une atteinte cognitive et comportementale globale, à l'origine :

- d'anomalies qualitatives des interactions sociales réciproques ;
- d'une altération qualitative de la communication ;
- du caractère restreint, répétitif et stéréotypé des comportements, des intérêts et des activités.

Depuis une dizaine d'années, en dehors des pistes génétiques et/ou psychiatriques, les chercheurs soupçonnent des facteurs environnementaux d'être aussi en cause dans le déclenchement de l'autisme chez l'enfant, que cela soit à la naissance ou après la naissance. La maladie serait alors transmise de la mère au fœtus ou se développerait chez l'enfant vers l'âge de deux ou trois ans. Nutrition du nourrisson, sensibilité au gluten, aux caséines, exposition aux polluants environnementaux (perturbateurs endocriniens, en particulier les pesticides), aux radiations électromagnétiques seraient autant de facteurs de risque.

Mais la maladie pourrait avoir aussi une cause organique nichée dans le microbiote intestinal. Des infections bactériennes pourraient y produire des neurotoxines capables de gagner le cerveau, d'y causer des dommages neurologiques, contribuant à l'émergence de l'autisme chez l'enfant. De nombreuses études montrent aujourd'hui que les troubles gastro-intestinaux font partie des caractéristiques principales de l'autisme. Cette donnée clinique est corroborée par d'autres études orientant vers le microbiote et l'hyperperméabilité intestinale :

- Inversion du rapport *Firmicutes/Bacteroidetes*. Un microbiote normal montre un ratio 60/30. Chez les autistes, c'est 37/50. L'augmentation des *Bacteroidetes* entraîne une augmentation de production d'une neurotoxine, le lipopolysaccharide (LPS), qui a des propriétés pro-inflammatoires sur le cerveau qui peuvent avoir des conséquences délétères sur la pathologie autistique.

- Grande modification de la répartition des espèces bactériennes intestinales. On note une plus haute incidence du genre *Clostridium histolyticum* chez les autistes, expliquant leur appétence pour le sucre raffiné dont se régalent ces microbes, plus que chez les sujets sains. Ces bactéries produisent des neurotoxines lors de la digestion du blé et des produits laitiers, lesquelles sont capables d'activer le système immunitaire et d'aggraver l'état des enfants porteurs d'un TSA. Ces faits à eux seuls justifient le régime sans gluten et sans ajout de sucre chez les enfants porteurs de TSA, qui doivent bénéficier coûte que coûte d'une alimentation qui n'agresse pas l'intestin.
- Une antibiothérapie de huit semaines par vancomycine® par voie orale, antibiotique efficace contre le *Clostridium difficile* et non absorbé, a obtenu d'impressionnants résultats positifs chez des enfants autistes, mais le bénéfice ne s'est pas maintenu à l'arrêt du traitement.
- Grande diversité d'espèces chez les autistes, en particulier présence de *Bacteroides vulgatus* et *Desulfovibrio* qui sont préjudiciables à leur état, car ils augmentent fortement les taux d'acides gras à chaîne courte (SCFAs pour *Short Chains Fatty Acids)*, en particulier l'acide propionique (PPA) à trois atomes de carbone, produit à partir de la digestion des fibres alimentaires. Le PPA a un effet toxique connu sur les jonctions serrées des cellules intestinales et le développement cérébral chez le rat. Le PPA s'est avéré capable de déclencher quasi immédiatement des symptômes autistiques chez cet animal.
- Diminution du nombre des bactéries bénéfiques, comme *Bifidobacterium longum* et *B. adolescens.*
- On a mis en évidence la présence abondante des germes *Sutterella spp.* et *Ruminococcus* dans les selles d'enfants atteints de troubles du spectre autistique.

- Des souris rendues axéniques (vierges de tout germe) par différentes techniques deviennent anxieuses et dépressives. Ces symptômes sont réversibles avec des probiotiques, qui sont dans ce cas plus efficaces qu'un antidépresseur.

QUE DIT LA RECHERCHE SCIENTIFIQUE ?

Comparaison du microbiote intestinal normal et du microbiote de personnes autistes

La comparaison du microbiote normal et du microbiote de sujets autistes montre de grandes différences qualitatives et quantitatives. Ce sont principalement les études portant sur le frein au développement cérébral dû à des toxines, notamment d'origine bactérienne (Babesia, Bartonella, Blastocystis, *Borrelia burgdorferi*, *Chlamydia pneumoniae*, cytomegalovirus, Ehrlichia, Herpes simplex virus, Human herpesvirus-6, Herpes virus, *Mycoplasma pneumoniae*, Plasmodium (malaria), rubéole, Shigella, *Taenia solium* (neurocysticercosis), *Toxoplasma gondii* (toxoplasmosis), syphilis, varicelle...) qui ont montré que c'est l'augmentation de l'inflammation et de l'hyperperméabilité intestinale (*leaky gut syndrome* des Anglo-Saxons) qui joue un rôle prépondérant dans l'apparition du TSA*.

Stress et microbiote intestinal

Quelques exemples de résultats étonnants de la recherche moderne : la diminution ou la disparition au sein du microbiote intestinal de la bactérie *Faecalibacterium prausnitzii*, qui possède des propriétés anti-inflammatoires, induit une

* R. C. Bransfield, « Preventable Cases of Autism, Relationship between Chronic Infectious Diseases and Neurological Outcome. Pediatric Health », avril 2009, vol. 3, n° 2, p. 125-140.

inflammation du tube digestif, qui régresse lorsque la bactérie est réintroduite dans l'écosystème intestinal. La perméabilité intestinale est augmentée dans les cas suivants : syndrome de l'intestin irritable, maladie cœliaque, maladies inflammatoires chroniques de l'intestin.

On a montré que le stress de séparation maternelle néonatale chez le rat entraîne des changements prolongés de la composition et de la diversité du microbiote pouvant contribuer à des altérations prolongées de la réactivité au stress et à des modifications comportementales.

Des bactéries résidentes du tube digestif (*Campylobacter jejuni* ou *Campylobacter rodentium*) peuvent activer les voies du stress par l'intermédiaire du nerf pneumogastrique. À l'inverse, on a montré une diminution de la perméabilité intestinale induite par stress de contrainte chez des rats prétraités avec *Lactobacillus farciminis* de même qu'une correction des taux de base de corticostérone ainsi que des troubles de la motricité colique chez des animaux traités par probiotiques (*Lactobacillus sp.*) à la période précoce du stress.

Toutes ces études montrent le lien entre le microbiote et la réactivité du système de stress appelé « axe hypothalamo-hypophyso-surrénalien » (HPA en anglais pour *hypothalamic pituitary adrenal*). **D'où l'importance du microbiote dans les fonctions du système nerveux central et son expression hormonale.** Le système du stress est fonctionnellement immature à la naissance et continue de se développer pendant la période postnatale, laquelle coïncide avec la colonisation bactérienne intestinale.

Au total : les TSA sont des maladies complexes multifactorielles. Parmi les multiples facteurs pouvant influencer la maladie, le microbiote est un acteur important.

L'AUTISME EST-IL LIÉ À LA SENSIBILITÉ AU GLUTEN OU À LA CASÉINE DU LAIT ET/OU DE LA VIANDE ?

On sait que la plupart des personnes qui sont atteintes d'autisme présentent une hyperperméabilité intestinale. Et les chercheurs s'intéressent de plus en plus aux effets de l'alimentation sur des maladies telles que l'autisme, l'hyperactivité ou le déficit d'attention. Certains d'entre eux ont échafaudé une théorie : celle de « l'excès opioïde ». Les symptômes du TSA seraient causés par des molécules (des peptides opioïdes appelés « gluten morphines » lorsqu'ils sont issus du gluten ou « caséomorphines » lorsqu'ils sont issus de la caséine) formées par la digestion incomplète des aliments contenant du gluten et de la caséine. L'augmentation de la perméabilité intestinale permettrait aux peptides, qui ont une forme proche de celle de la morphine, de traverser la membrane intestinale, d'entrer dans la circulation sanguine, puis de traverser la barrière hémato-encéphalique, au niveau du cerveau. Là-bas, ces opiacés affecteraient le système nerveux et entraîneraient l'apparition des TSA. Néanmoins, cette théorie n'est pas valable pour tous les enfants autistes. Elle est encore très controversée au sein de la communauté scientifique. Une étude récente a permis de montrer une perméabilité intestinale anormale plus fréquente chez les personnes touchées par l'autisme (37 % contre 5 % chez les sujets normaux)*. De plus, les personnes autistes qui ont choisi une diète sans gluten et sans caséine ont significativement baissé leur perméabilité intestinale, contrairement à celles qui ont opté pour un régime classique.

* L. De Magistris, V. Familiari, A. Pascotto, A. Sapone, A. Frolli, P. Iardino, M. Carteni, M. de Rosa, R. Francavilla, G. Riegler, *et al.*, « Alterations of the intestinal barrier in patients with autism spectrum disorders and in their first-degree relatives », *J. Pediatr. Gastroenterol. Nutr.*, 2010, p. 418–424.

QUEL RÔLE POUR LES TOXIQUES DE L'ENVIRONNEMENT ?

L'autisme infantile peut-il être lié à l'exposition périnatale aux polluants de l'air ? L'étiologie des TSA est multifactorielle, et un nombre croissant d'arguments suggère l'implication d'interactions entre l'environnement et le génome d'individus physiologiquement vulnérables. Le système nerveux en développement chez le fœtus et le jeune enfant est particulièrement sensible aux effets délétères de substances neurotoxiques de notre environnement.

Un lien entre bisphénol A (BPA) et TSA est suspecté depuis longtemps. Sans qu'il soit possible de le documenter de façon précise. Une étude publiée début 2015* montre pour la première fois chez les enfants atteints de TSA un mauvais métabolisme du BPA et une corrélation entre le BPA urinaire total et le métabolisme des acides aminés essentiels parmi lesquels le tryptophane, précurseur de la sérotonine. Par ailleurs, différentes études ont montré sur des modèles animaux que le BPA perturbe le système sérotoninergique ; d'autres encore que les taux urinaires de sérotonine sont élevés chez les autistes. On sait que les enfants atteints de TSA ont une altération de la transmission sérotoninergique. Ceci pourrait être un défaut de développement du système sérotoninergique in utero ou en période périnatale.

* D. Sarrouillhe et C. Dejean., « Les relations entre bisphénol A et les troubles du spectre autistique se précisent : la sérotonine est-elle le lien manquant ? », *L'Encéphale*, 2015.

QU'EST-CE QUE LA SÉROTONINE ?

La sérotonine est une amine issue d'un des neuf acides aminés essentiels, le tryptophane, produit à 95 % par les cellules intestinales et le reste par les neurones d'une partie du cerveau appelés « neurones sérotoninergiques ». C'est un messager chimique du système nerveux central qui façonne nos humeurs et notre mémoire. Elle est impliquée dans de multiples fonctions physiologiques : le sommeil, les comportements alimentaires, les pulsions, la douleur... On peut même affirmer que la santé mentale passe par l'intestin. Les progrès de la science nous laissent espérer que dans un futur pas si lointain, on sera capables de moduler nos humeurs avec des pré- ou des probiotiques, qui deviendront alors de véritables « psychobiotiques ».

On a retrouvé une association statistiquement significative entre TSA et une exposition à certains polluants atmosphériques :

- métaux (antimoine, arsenic, cadmium, chrome, plomb, mercure, manganèse, nickel) ;
- styrène ;
- quinoléine ;
- trichloréthylène ;
- chlorure de méthylène ;
- chlorure de vinyle ;
- particules fines du diesel.

Des agents mutagènes (comme le glutamate de sodium) sont suspectés d'être impliqués dans l'origine des TSA : les connaissances dans ce domaine sont peu avancées à l'heure actuelle.

Enfin, il y a débat dans la communauté scientifique sur le lien entre certains additifs alimentaires et l'hyperactivité chez l'enfant. En effet, une étude britannique, publiée en 2007 dans *The Lancet**, qui accuse les additifs de favoriser le TDAH, avait trouvé à l'époque un large écho dans la presse internationale. Elle révélait que certains additifs alimentaires augmenteraient le niveau d'hyperactivité chez les enfants. Selon ses auteurs, les enfants ayant absorbé ces substances pendant de nombreuses années ont plus de probabilité de présenter des signes d'hyperactivité. La consommation de certains colorants, associés au benzoate de sodium (conservateur), semblerait avoir un effet négatif sur le comportement des enfants. Les chercheurs anglais avaient mis en avant le fait que la consommation de certains mélanges d'additifs, comme le conservateur E 211 (benzoate de sodium) ajouté à l'E 102 (tartrazine), l'E 104 (jaune de quinoléine), l'E 110 (*sunset yellow FCF,* jaune orangé S), l'E 122 (azorubine ou carmoisine), l'E 124 (rouge cochenille A, Ponceau 4R) et l'E 129 (rouge allura AC) peut conduire à des comportements hyperactifs plus importants que chez les enfants qui n'en consomment pas. Ces additifs sont des colorants synthétiques parmi les plus utilisés, notamment dans les bonbons et les boissons rafraîchissantes.

On commence à pouvoir expliquer ces effets délétères chez les enfants TDAH par la toxicité de certains additifs pour les microvillosités intestinales et le microbiote, provoquant une altération dans la composition microbienne de certains types de bactéries (*proteobacteria* et *firmicutes*) à l'origine d'une hyperperméabilité intestinale et d'un état inflammatoire de bas grade (voir plus bas, page 219), impliquant la sérotonine, molécule du calme et de la sérénité. Quelques études conduites entre 2002 et 2005 indiquaient déjà que les enfants qui consomment des bonbons et des boissons sans alcool très colorés peuvent atteindre, pour certains additifs mis

* *The Lancet*, novembre 2007, vol. 370, n° 9598, p. 1560-1567.

en cause, les doses quotidiennes données dans le cadre de l'étude de 2007, qui semblent avoir un effet sur l'hyperactivité.

QU'APPELLE-T-ON « ADDITIFS ALIMENTAIRES » ?

Les additifs* sont répertoriés par la lettre E suivie de trois chiffres dont le premier indique sa catégorie. Il existe plusieurs classes d'additifs alimentaires :

- les colorants (E 100 à E 180) ;
- les conservateurs (E 200 à E 297) ;
- les antioxydants, émulsifiants, stabilisants (E 300 à E 399) ;
- les agents de texture (E 400 à E 499) ;
- d'autres additifs aux fonctions diverses (E 500 à E 520) ;
- les agents de saveur ou exhausteurs de goût (E 620 à E 640) ;
- les antibiotiques (E 710 et E 713), ceux-ci étant utilisés seulement avec une autorisation spéciale.

Nous sommes peut-être à l'aube d'une nouvelle science : la psycho-micro-immuno-biotique, à la croisée du cerveau, de l'immunité et de l'intestin. Car les résultats scientifiques obtenus sont porteurs d'un tel potentiel d'espérance que ce qui semblait invraisemblable hier est de plus en plus admis aujourd'hui. Par exemple, dans la prise en charge des TSA de l'enfant, la mise en œuvre de régimes d'exclusion et l'utilisation de compléments alimentaires :

- L-carnitine, acide aminé essentiel au fonctionnement cérébral ;
- huiles riches en oméga 3 ;
- N-acétylcystéine (NAC), qui favorise la production de glutathion, dont les enfants autistes sont généralement carencés. Le

* http://www.additifs-alimentaires.net/additifs.php

glutathion est un antioxydant essentiel capable de réparer les dommages oxydatifs et inflammatoires du PPA sécrété dans l'intestin par les bactéries du genre *Clostridium* ;

- des recherches menées au Canada ayant montré que le cerveau des enfants autistes présentait un niveau de chlore trop élevé, on peut aussi proposer une cure par CHLORUM 9 CH en dilutions croissantes sur plusieurs mois.

COMMENT FAVORISER L'ÉQUILIBRE PSYCHOÉMOTIONNEL DE L'ENFANT ?

L'épanouissement harmonieux de l'enfant, contribuant à son équilibre psychoémotionnel, passe par le développement d'une personnalité stable et unique, c'est-à-dire singulière. La personnalité est le « résultat, chez un sujet donné, de l'intégration dynamique de composantes cognitives, pulsionnelles et émotionnelles*… ». On pourrait ajouter *« et d'informations fournies par les bactéries intestinales »*, depuis que les chercheurs nous ont suggéré le rôle du cortex insulaire dans l'intégration des informations affectives et sensorielles provenant du corps entier dans sa profondeur (en particulier intestinale), afin de les restituer sous forme de mouvement. Le cortex insulaire est le lieu de toutes ces « anticipations ». On peut ainsi oser aujourd'hui cet adage : le microbiote intestinal participe à l'épanouissement harmonieux de la personnalité de l'enfant par le biais du développement de la conscience de soi. L'insula est le lieu où se forme le « moi** » ! Tout un programme… inattendu, qui jette une lumière nouvelle sur ce dont tout le monde croit comprendre la nécessité sans toutefois pouvoir en percevoir

* A. Féline, J. D. Guelfi, P. Hardy, 2002.
** G. Enders, *Le charme discret de l'intestin*, Actes Sud, p. 181.

la profondeur. Je veux parler de l'allaitement maternel, condition sine qua non de l'installation d'un microbiote intestinal de qualité.

CINQ CONSEILS (SANS PRÉTENTION) POUR CONTRIBUER À L'ÉPANOUISSEMENT HARMONIEUX DES ENFANTS

1. Étudier la nature (la botanique, l'ornithologie en particulier) pour apprendre le respect de l'environnement, de la nature et de la diversité.
2. Apprendre à jouer aux échecs pour pratiquer les stratégies d'anticipation.
3. Pratiquer l'exercice physique en plus du sport pour entretenir un microbiote intestinal de qualité. On a pu montrer que l'exercice physique réduit les populations de bactéries telles que les entérobactéries pro-inflammatoires et en augmente d'autres, telles que celles du *Ruminococcus*, qui est une bactérie anti-inflammatoire.
4. Faire partie d'un « bain culturel » où l'on pratique l'éducation nutritionnelle pour prendre de bonnes habitudes en mangeant.
5. Apprendre trente mots de la langue des signes à tous les enfants en CE2, pour leur enseigner le respect des singularités.

PARTIE 2

Bien démarrer dans la vie, c'est possible !

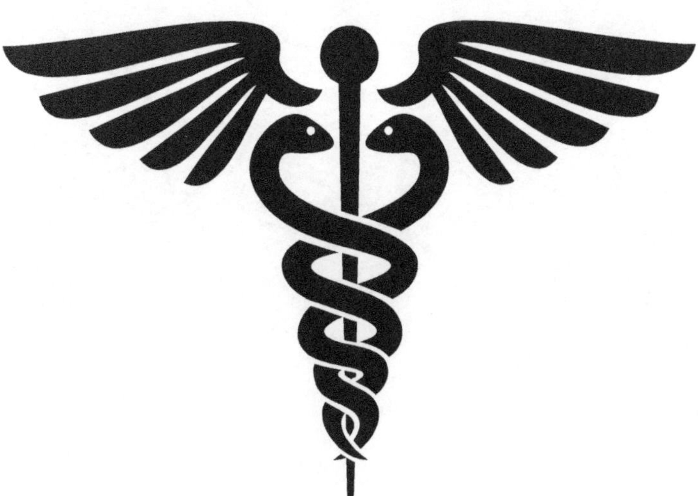

1

Tout commence chez la femme enceinte...

LES ONZE RÈGLES D'HYGIÈNE POUR UNE GROSSESSE SANS DANGER

Le simple bon sens permet de comprendre que la grossesse est une période de double vulnérabilité (la maman et le bébé) qui impose des règles d'hygiène. Ces règles tiennent compte des conclusions sur les causes (actuelles ou anciennes ?) des maladies que toute personne raisonnable peut tirer des deux paradigmes complémentaires que sont la théorie hygiéniste de Strachan et la théorie développementale de Barker. L'hypothèse de Barker, en particulier, a été à l'origine d'une nouvelle théorie datant des années 1980 : les origines développementales de la santé ou concept de « programmation fœtale ». La voici : une perturbation (ancienne) du développement embryonnaire ou fœtal est capable d'induire une prédisposition à développer des maladies métaboliques, comme le diabète, l'hypertension artérielle, les maladies cardiovasculaires, voire des troubles de la personnalité ou la schizophrénie chez le même individu à l'âge adulte. La sous-nutrition ou la surnutrition, l'administration maternelle de glucocorticoïdes ou une pathologie placentaire sont les facteurs de perturbation les plus communément associés à ces effets à long terme, qui peuvent être transmis sur plusieurs générations. Ce qui se passe pendant le développement prénatal (*i.e.** la mauvaise nutrition de la mère) a un impact direct sur la santé à long terme et le développement de maladies chroniques après la naissance de l'enfant. La théorie hygiéniste stipule au contraire que ce sont les contacts avec les éléments actuels de l'environnement postnatal, en particulier les microbes et les parasites, qui expliquent l'origine des maladies.

1. Manger détendu !

Un état émotionnel négatif (stress, colère, tristesse) réduit la diversité des bactéries du microbiote et rend la paroi intestinale plus sujette à l'inflammation, donc plus poreuse. En outre, on tend alors à consommer des aliments de réconfort (gras et sucrés) qui accentuent le phénomène. Le bien-être, au contraire, pousse à choisir des aliments riches en fibres, bons pour le microbiote. La pratique de la méditation, la relaxation ou le yoga permettent d'entretenir cet état.

2. Augmenter les fibres, réduire les graisses animales

Les « bonnes » bactéries intestinales se nourrissant de fibres prébiotiques, il est bénéfique d'en augmenter l'apport sous forme d'aliments complets, de légumes et de fruits. Les aliments riches en graisses animales, eux, font croître la proportion de bactéries *Bacteroides* et *Firmicutes* productrices de métabolites favorisant une inflammation locale. Mieux vaut donc opter pour des aliments pauvres en graisses (poisson, volaille...). Et toujours bien faire cuire les viandes, en évitant le mouton, en prévention de la toxoplasmose.

* *i.e.* est l'abréviation de *id est* (« c'est-à-dire »), pendant littéraire de *e.g.* abrégé d'*exempli gratia*, « par exemple ». Ce sont deux locutions latines.

3. Ne pas grignoter entre les repas

Stopper le grignotage entre les repas constitue une forme de jeûne régulier salutaire. Jeûner permet de débarrasser le système nerveux intestinal des métabolites indésirables. Le nerf vague (nerf parcourant une grande partie du corps humain, du cerveau jusqu'à l'abdomen, relié à de très nombreux organes et muscles appartenant aux systèmes respiratoire, cardiaque et digestif notamment, qui permet aux muscles lisses à commande automatique de se contracter ou de se relâcher, mais aussi de ressentir des sensations dans les zones qu'il traverse), notamment, retrouve sa sensibilité aux signaux de satiété. Mais, bien sûr, il faut éviter les carences caloriques et vitaminiques et donc de jeûner longtemps lorsque l'on est enceinte.

4. Privilégier les aliments fermentés, probiotiques naturels

Les aliments fermentés : kimchi (mets coréen fait de piments et de légumes lactofermentés), kombucha (boisson acidulée mongole), miso (pâte fermentée japonaise), choucroute et les produits laitiers : kéfir (boisson issue de la fermentation du lait ou de jus de fruits), yaourts, fromages, sont riches en micro-organismes vivants qui enrichissent provisoirement le microbiote. À privilégier dans tous les cas et surtout en cas de stress ainsi qu'après la prise d'antibiotiques, ces derniers décimant la flore intestinale.

5. Choisir avec attention les probiotiques du commerce

Les probiotiques du commerce peuvent être utiles pour enrichir son microbiote, y compris chez la femme enceinte. Cependant les étiquettes sont souvent vagues, et il est difficile de savoir combien de bactéries atteignent réellement l'intestin.

6. Éviter les additifs

Les édulcorants des aliments industriels accroissent le taux de *Bacteroides* et de *Clostridiales*, qui produisent des métabolites augmentant la résistance à l'insuline (préalable au diabète et à l'obésité). En outre, ils facilitent l'absorption des calories par le côlon, ce qui fait prendre du poids ! Les émulsifiants, qui permettent de conserver un mélange homogène de deux substances qui sont normalement non miscibles (on les trouve dans les glaces, sauces, chocolats, mousses, yaourts, margarines...), provoquent, eux, une inflammation intestinale altérant les signaux de satiété envoyés au cerveau. Pour ce qui est du gluten, les femmes (et plus largement tout le monde !) présentant de vraies allergies au blé ou une maladie cœliaque doivent l'éviter, car il augmente chez ces personnes la porosité et l'inflammation intestinales.

7. Avoir une bonne hygiène bucco-dentaire

Les chercheurs avancent l'hypothèse d'un lien possible entre maladie parodontale (bucco-dentaire), microbiome placentaire et accouchement prématuré. Une corrélation significative a été montrée entre les populations bactériennes du microbiome placentaire et la naissance prématurée, les microbiomes placentaire et buccal ayant une grande ressemblance.

LACTOBACILLUS REUTERI CONTRE LES GINGIVITES GRAVIDIQUES

Une gingivite est une inflammation, voire parfois une infection à *Prevotella intermedia*, bactérie responsable des gingivites gravidiques. Fréquente pendant la grossesse en raison de l'augmentation des taux hormonaux dans le sang, elle touche 35 à 100 % des femmes enceintes. Plusieurs études[*] ont montré que les lactobacilles comme *Lactobacillus reuteri* et *Lactobacillus rhamnosus*[**] ont un rôle anti-inflammatoire, qu'ils interfèrent favorablement avec la flore intestinale et orale pour la réguler. *Lactobacillus reuteri*, en particulier, synthétise deux substances à l'action antibiotique à large spectre (active contre un grand nombre de bactéries), la reutericycline et la reuterine[***]. Une étude[****] a montré par ailleurs que *Lactobacillus reuteri* est utile pour réduire le portage de *Prevotella intermedia* dans le microbiote oral, et diminuer les signes cliniques de gingivite chez la femme enceinte.

---

* L. Peran *et al.*, « A Comparative Study of the Preventive Effects exerted by Three Probiotics, *Bifidobacterium lactis*, *Lactobacillus casei* and *Lactobacillus acidophilus* in the TNBS Model of Rat Colitis », *Journal of Applied Microbiology*, octobre 2007, 103 (4), p. 836-844.

** S. Ying-H. Sheih *et al.*, « Systemic Immunity-enhancing Effects in Healthy Subject following Dietary Consumption of the Lactic Acid Bacterium *Lactobacillus rhamnosus* HN001 », *Journal of the American College of Nutrition*, 2001, vol. 20 (2), p. 149-156.

*** T. L. Talarico, I. A. Casas, T. C. Chung et W. J. Dobrogosz, « Production and Isolation of Reuterin, a Growth Inhibitor produced by *Lactobacillus reuteri* », *Antimicrobial Agents and Chemotherapy*, décembre 1988, 32(12), p. 1854-1858.

**** U. Schlagenhauf *et al.*, « Regular Consumption of *Lactobacillus reuteri*-containing Lozenges reduces Pregnancy Gingivitis : an RCT », *Journal of Clinical Periodontology*, 2016, 43, p. 948-954.

8. Faire de l'exercice physique

Une corrélation positive existe entre un exercice régulier et la diversité du microbiote. Probablement en diminuant le niveau de stress, mais aussi en augmentant la tonicité du système parasympathique (nerf vague). Il est conseillé, par exemple, de faire trente minutes de marche par jour.

9. Éviter impérativement le tabac et l'alcool

Ils ont un rôle délétère désormais bien connu et admis par tous sur le développement du fœtus et son devenir.

10. Éviter les médicaments allopathiques (non homéopathiques)

Dans la mesure du possible, en particulier les corticoïdes et les antibiotiques.

11. Être vigilant pendant et après la grossesse

Les métabolites du microbiote maternel peuvent influencer le développement du cerveau du fœtus. Une alimentation favorisant un bon microbiote est donc souhaitable. Le stress maternel durant la grossesse et la petite enfance ayant aussi des effets négatifs sur le développement de l'axe cerveau-intestin, les techniques antistress sont, là encore, bénéfiques.

RECOMMANDATIONS POUR PRÉVENIR L'ACCOUCHEMENT PRÉMATURÉ

L'accouchement prématuré est la conséquence de multiples facteurs étroitement intriqués en tête desquels vient l'inflammation, le plus souvent causée par une infection cervico-vaginale évoluant vers une infection ou une inflammation intra-utérine appelée « chorio-amniotite ». Une chorio-amniotite sévère est retrouvée dans 75 % des accouchements prématurés contre seulement 15 % des accouchements à terme. C'est la rupture prématurée des membranes qui est responsable de 30 à 40 % des accouchements prématurés, avec ou sans chorio-amniotite (inflammation du placenta et du liquide amniotique). Le degré de prématurité est corrélé à la sévérité de cette inflammation. L'importance et l'ancienneté des lésions sont souvent responsables de l'échec du traitement antibiotique dans le traitement de la menace d'accouchement prématuré. Les médiateurs de cette inflammation, principalement les cytokines pro-inflammatoires, les chémokines ou chimiokines, les cytokines immunomodulatrices et les cytokines immunosuppressives, sont produits par les membranes amniotique et déciduale et retrouvés dans la circulation systémique fœtale et le liquide amniotique. Cette réaction déclenche la cascade de production de prostaglandines et l'action de la cyclo-oxygénase (COX2), responsables de la survenue de contractions utérines.

Une alimentation riche en aliments ayant un potentiel inflammatoire faible ou nul, comme les fruits, les légumes, les polyphénols (thé, raisins, fruits rouges...), est conseillée pour réduire le risque d'accouchement prématuré lié à la chorio-amniotite. Il faut y ajouter des aliments riches en vitamine B9 : levure de bière et germe de blé alimentaires, légumineuses (haricots blancs, lentilles), légumes verts à feuilles (épinards, choux, brocolis), noix, amandes, pistaches, noisettes.

2

... Et continue à la naissance

LA MISE PEAU À PEAU À LA NAISSANCE EST-ELLE IMPORTANTE ?

Oui, il est important que chaque nouvelle mère porte son enfant contre sa peau. Différents travaux ont montré que les sens chimiques (olfactif et gustatif) sont développés chez le fœtus et pleinement opérationnels dès la naissance. L'olfaction, en particulier, intervient fortement dans l'interaction mère-enfant et permet même des actions thérapeutiques, notamment chez les prématurés. Il est probable que les fonctions olfactives du nouveau-né et du nourrisson sont très largement sous-évaluées, si on en juge par l'importance du pourcentage du génome humain consacré à la production de récepteurs du système olfactif (1 à 2 % !)*. Les glandes aréolaires de Montgomery, par exemple, situées sur les aréoles des seins des mères, ont fait l'objet de travaux intéressants. Celles-ci émettent des composés volatils qui activent une réponse comportementale autonome chez le petit humain, en particulier dans le domaine de la communication chimiosensorielle entre la mère et l'enfant

---

* E. Latour-de Mareüil et Dr P. Popowski, *Olfaction et homéopathie*, FFSH, 2017.

permettant, entre autres, de réguler les états d'éveil (ils stimulent l'enfant endormi), d'aiguillonner l'appétit, en intensifiant les mouvements de bouche et de tête, et de développer l'activité respiratoire*. Compte tenu du rôle primordial de l'olfaction dans l'installation d'interactions mère-enfant harmonieuses, il est déconseillé aux mères, allaitantes ou non, d'utiliser des parfums à visée cosmétique dans la première année qui suit l'accouchement.

L'IMPORTANCE DE L'ALLAITEMENT MATERNEL

Sans chercher, bien entendu, à culpabiliser les mères qui ne veulent pas ou qui ne peuvent pas allaiter, il est un fait objectif certain, scientifiquement et cliniquement éprouvé : le lait humain est le meilleur lait pour nourrir le « petit de l'homme » ! Même pour les industriels, le lait humain reste le parangon des laits, celui qu'il faut absolument essayer de copier, même s'ils n'ont plus droit aux termes « humanisé », « maternisé », « adapté », depuis un arrêté publié en 2008 au Journal officiel** : l'emploi de ces qualificatifs ou similaires est désormais interdit pour les laits infantiles. L'allaitement exclusif au sein est recommandé jusqu'à l'âge de six mois. De six mois à deux ans, ou plus, l'allaitement doit être complété par une autre alimentation.

* S. Doucet, R. Soussignan, P. Sagot et B. Schaal, « The Secretion of Areolar (Montgomery's) Glands from Lactating Women Elicits Selective, Unconditional Responses in Neonates », *PLOS One*, 2009, 4 (10).
** https://www.legifrance.gouv.fr. Arrêté du 11 avril 2008 relatif aux préparations pour nourrissons et aux préparations de suite, article 16.

Le colostrum, sécrétion lactée jaunâtre et épaisse produite à la fin de la grossesse, constitue, ainsi que le préconise l'OMS, l'aliment parfait pour le nouveau-né, qui doit commencer à s'alimenter dès la première heure, voire les premières minutes qui suivent la naissance. Le lait maternel est un aliment « vivant » et évolutif. Durant les trois premiers jours de l'allaitement, le colostrum a une composition différente du lait maternel arrivé à maturité. Moins riche en lipides et en lactose, il a une densité énergétique moindre (450 à 480 contre 650 à 700 kcal/l). Il est par contre plus riche en cellules immunocompétentes (dix fois plus de globules blancs), en oligosaccharides (22 à 24 contre 12 à 13 g/l), et en protéines (22 contre 11 g/l).

L'augmentation du taux de protides par rapport au lait de vache porte sur les protéines solubles fonctionnelles comme les immunoglobulines, en particulier les IgA, les lactoferrines, différents facteurs de croissance, les différentes cytokines, alors que les caséines sont pratiquement absentes. Tous ces éléments contribuent à protéger le nouveau-né, qui est particulièrement vulnérable aux infections. En quelques jours, la composition rejoint celle du lait mature. Le lait des femmes qui accouchent prématurément est plus riche en AGPI (acides gras polyinsaturés), ce qui correspond aux besoins plus élevés des prématurés en ces AGPI pour la maturation cérébrale. En cours de tétée, la composition du lait change et s'enrichit en graisses et en micelles (agrégat de molécules possédant une partie hydrophile dirigée vers le solvant et une partie hydrophobe dirigée vers l'intérieur de l'agrégat) de caséine.

Le lait de la femme n'est pas un simple « véhicule » de nutriments, il a de nombreuses propriétés biologiques. Le lait humain mature contient un nombre incroyable de protéines, extrêmement utiles pour la santé et la croissance des bébés, bien que sa teneur en protéines soit remarquablement faible, entre 8 et 12 g/l, nettement inférieure à celle des autres mammifères. Sa teneur en acides aminés est en parfaite adéquation avec les besoins du nourrisson. Parmi les protéines solubles du lait maternel, certaines, que l'on ne retrouve pas dans le lait de vache commercialisé, ont des rôles fonctionnels essentiels comme :

- les immunoglobulines (en particulier les IgA de type sécrétoire ou IgAs présentes à la concentration de 0,5 à 1 g/l : rôle de défense au niveau des muqueuses) ;
- la lactoferrine (activité antimicrobienne), le lysozyme (impliqué dans la défense contre les bactéries), la bêta-défensine 1 (tueuse de microbes) ;
- des enzymes (en particulier une lipase, qui aide à la digestion des graisses) ;
- des facteurs de croissance comme l'*insuline-like growth factor* (IGF1), le *transforming growth factor* (TGF), les facteurs de croissance leucocytaire (G-CSF) et l'*epidermal growth factor* (EGF), qui a une action trophique sur les muqueuses gastrique et intestinale.

En parallèle des protéines, l'association bénéfique des peptides, des acides aminés libres (dont la taurine, un neurotransmetteur), de l'urée, de l'acide urique, des sucres et alcools aminés, des polyamines, des nucléotides et de la carnitine représente 20 à 25 % de l'azote total du lait, alors qu'elle ne constitue que 3 à 5 % de cet azote dans le lait de vache, au profit des protéines engagées dans la croissance trophique. L'azote est impliqué soit dans la croissance musculaire, comme chez le veau, soit dans la croissance de l'intelligence, comme chez l'homme. On trouve aussi :

- de l'érythropoïétine (favorise la croissance des globules rouges), des protéines de liaison des folates (rôle dans le développement nerveux du fœtus), des vitamines B12 et D (essentielles dans la croissance du cerveau), de la thyroxine (hormone thyroïdienne) et des corticostéroïdes ;

- ainsi que différentes cytokines, pro-inflammatoires ou anti-inflammatoires, dont le rôle physiologique est mal connu et reste à préciser.

Il faut que l'ensemble du corps médical milite pour la promotion de ce mode d'alimentation des bébés, préférable à tout autre en l'absence des rares contre-indications (galactosémie congénitale chez le bébé, prise de médicaments, maladie chronique ou infection incompatibles chez la mère...). L'OMS ne s'y trompe pas lorsqu'elle fait la promotion, au niveau planétaire, de l'allaitement maternel en stipulant que l'allaitement est le moyen idéal d'apporter aux nourrissons tous les nutriments dont ils ont besoin pour grandir et se développer en bonne santé. Pratiquement toutes les mères peuvent allaiter, si elles ont des informations précises et le soutien de leur famille comme du système de soins.

CONSEILS POUR QUE L'ALLAITEMENT SE PASSE BIEN

La croissance du bébé avec l'allaitement maternel

- Un bébé au sein grossit de 20 à 40 g par jour jusqu'au 3ᵉ mois, pour ensuite ralentir sa croissance à environ 20 g par jour.
- Un bébé au sein boit environ 150 ml de lait par kilo de poids et par jour jusqu'au 3ᵉ mois, puis cette quantité diminue progressivement les mois suivants.
- Faire téter à la demande est la meilleure manière pour réussir une alimentation au sein.

→

Dois-je compléter mon allaitement avec du lait artificiel ?

L'allaitement maternel exclusif est suffisant pour couvrir tous les besoins du nourrisson jusqu'à l'âge de six mois. Il est donc totalement inutile, voire nocif, d'adjoindre une alimentation lactée artificielle. Des laits « HA » et des compléments alimentaires 1er et 2e âges existent sur le marché pour compléter éventuellement l'allaitement maternel ; il faut tout faire en fait pour éviter les supplémentations les premiers mois, qui finissent à terme par tarir la sécrétion lactée maternelle.

Que penser de l'allaitement artificiel ?

Au cours des vingt dernières années, les pédiatres, les nutritionnistes et les industriels ont conjugué leurs efforts pour améliorer la composition des formules lactées utilisées dans les douze premiers mois de la vie et pour tenter d'approcher, par étapes successives, la composition nutritionnelle à jamais inégalée du lait maternel mature frais. C'est ainsi que les acides gras essentiels, acide linoléique et acide alphalinolérique, ont été introduits, que l'apport protéique et minéral a progressivement été réduit, que la taurine, la carnitine, les nucléotides ont été ajoutés, les apports en vitamines et oligoéléments majorés et que plus récemment des acides gras polyinsaturés à longue chaîne, déjà présents depuis plusieurs années dans les préparations pour prématurés, sont apparus dans plusieurs formules de préparation pour nourrissons. Au cours de la dernière décennie, des innovations sont apparues, celles des aliments fonctionnels : les probiotiques et les prébiotiques, faisant de ces laits artificiels des « alicaments », pour aliments/médicaments.

LAIT MATERNEL VERSUS LAIT DE VACHE : NET AVANTAGE POUR LE LAIT MATERNEL !

Le lait maternel a une composition très différente de celle du lait de vache, oui ! Et un très net avantage est donné au lait humain, comme nous allons le voir point par point.

Le lait maternel contient trois fois moins de protéines que le lait de vache

Ses protéines, notamment les caséines, sont très spécifiques et ne représentent que 40 % des protéines totales (contre 80 % dans le lait de vache) et ont des propriétés différentes de celles du lait de vache : elles forment des micelles (petits globules de graisses et de protéines de lait en suspension) plus petites que celles du lait de vache. Certaines d'entre elles, comme la caséine kappa, inhibent l'adhésion de certaines bactéries pathogènes aux muqueuses gastro-intestinale (*Helicobacter pylori*) et respiratoires (pneumocoques et *Haemophilus*). Les protéines qui ne précipitent pas avec les caséines, appelées « protéines solubles », représentent 60 % des protéines du lait maternel : leur pourcentage élevé et les micelles de caséine de petite taille expliquent la coagulation plus fine du lait maternel dans l'estomac du nourrisson, contribuant à sa vidange rapide. L'hydrolyse de la caséine conduit d'une part à des peptides (caséomorphines) aux propriétés opioïdes, d'autre part à de la caséine hautement glycosylée, dont la fraction C terminale a des effets bifidogènes, c'est-à-dire stimulant la prolifération des « bonnes » bactéries appelées « bifidobactéries ».

Le lait maternel est mieux digéré

La teneur en lipides du lait maternel mature est très proche de celle du lait de vache (35 g/l en moyenne). En revanche, leur digestibilité et leur coefficient d'absorption sont nettement supérieurs (80 % contre

60 % dans les premiers jours, atteignant rapidement 95 % contre 80 % à trois mois pour le lait de vache). Cette meilleure digestibilité des graisses du lait maternel tient à la présence d'un enzyme, la lipase, dépendante des acides biliaires du nouveau-né qui compense l'insuffisance temporaire des lipases du pancréas liée à son immaturité, au niveau du duodénum. S'y ajoute la structure différente des triglycérides. L'acide palmitique, en particulier, qui représente 25 % des acides gras totaux, est très bien absorbé sous forme de mono-glycéride (70 %), ce qui n'est pas le cas avec le lait de vache.

POURQUOI LES INDUSTRIELS AJOUTENT DE L'ACIDE PALMITIQUE DANS LES LAITS INFANTILES

- L'acide palmitique ($CH_3 (-CH_2)_{14}-COOH$) est un acide gras saturé à longue chaîne (16 atomes de carbone) particulièrement présent dans les plantes et dans le monde animal. On en trouve dans de très nombreux aliments : huiles animales ou végétales (en particulier l'huile de palme), produits laitiers, viande, etc.
- Il est naturellement présent dans le lait maternel, c'est pourquoi les préparations infantiles, qui sont formulées pour se rapprocher au mieux de ce modèle, peuvent en contenir. Il est en effet utile au développement du nourrisson, car facilement absorbé au niveau intestinal et conservé tout au long du processus de digestion.
- Il a également un grand intérêt métabolique : c'est un carburant énergétique qui permet une synthèse optimale de l'adénosine triphosphate (ATP), la forme d'énergie utilisable par la cellule.
- Il joue un rôle dans la minéralisation osseuse, en facilitant l'absorption du calcium.

Le lait maternel est aussi riche en cholestérol

Le lait de vache contient trois à quatre fois moins de cholestérol que le lait maternel. Il faut rappeler que le cholestérol est un composant de la structure des membranes des cellules, est précurseur de la synthèse de certaines hormones et intervient dans le développement cérébral. Enfin, il contient des acides gras polyinsaturés (AGPI), des acides gras essentiels (AGE), mais aussi leurs homologues supérieurs à longue chaîne, les acides gras polyinsaturés à longue chaîne (AGPI-CL), en particulier l'acide arachidonique et l'acide docosahexaénoïque (DHA), qui appartiennent aux familles dites « oméga 6 » (acide linoléique) et « oméga 3 » (acide alphalinolénique). Les AGPI-CL jouent un rôle majeur dans le développement cérébral et rétinien.

Des oligosaccharides dans le lait maternel, une spécificité

Le lait maternel contient environ 75 g/l de glucides, dont 63 g de lactose et 12 g d'oligosaccharides, alors que le lait de vache ne contient que du lactose. Formés de cinq sucres élémentaires (glucose, galactose, N-acétylglucosamine, fucose, acide sialique), les oligosaccharides (*HMOs* en anglais) constituent une originalité majeure du lait de femme : ils sont plus de 130 et constituent de véritables prébiotiques. Non digestibles dans l'intestin grêle, à l'exception de l'acide sialique, ils jouent un rôle essentiel dans la mise en place du microbiote intestinal dominé, chez l'enfant au sein, par les bifidobactéries, en particulier *Bifidobacterium bifidum* et *Bifidobacterium longum subsp. infantis*, qui possèdent tous deux un arsenal enzymatique incluant des α-fucosidases, des sialidases, et des β-galactosidases métabolisant les oligosaccharides à base de fucose. Le rôle de ces oligosaccharides (quasiment absents du lait de vache) dans la protection vis-à-vis des infections et des inflammations digestives, mais aussi extra-digestives, est fondamental et aujourd'hui bien démontré.

Une teneur en sels minéraux plus basse

Les teneurs moyennes en minéraux du lait de femme (2,50 g/l) sont en général plus basses que celles des laits animaux (> 5,0 g/l). Cette différence tient à deux raisons :

- à chaque espèce correspondent des besoins dictés par une croissance propre ;
- les concentrations faibles du lait humain sont contrebalancées par une biodisponibilité (capacité d'absorption et d'incorporation d'une substance par l'organisme) forte grâce à la présence de substances porteuses (protéines) ou à la forme biochimique du composé.

La charge osmotique rénale (définie par la somme des osmoles d'origine protéique et minérale) du lait de femme est basse (93 mOsm/l) et nettement plus élevée pour le lait de vache (308 mOsm/l). Cette faible charge osmoque préserve le rein et constitue une sécurité en cas de pertes hydriques excessives chez le bébé, par transpiration ou diarrhée, en permettant de mieux assurer le maintien à l'équilibre de la balance hydrominérale. L'osmolarité est la concentration des particules osmotiquement actives contenues dans une solution, exprimée en osmoles ou en milliosmoles par litre de solvant.

En dehors du colostrum, le lait humain contient peu de sodium (270 mg/l). Cette teneur est beaucoup plus élevée dans le lait de vache (720 mg/l). L'existence présumée d'une association entre un apport sodé élevé ou excessif au cours de l'enfance et une hypertension artérielle à l'âge adulte amène à recommander de limiter les apports sodés pendant la première année de vie.

L'homéostasie du calcium est sous l'influence de nombreux autres nutriments (phosphore, magnésium, vitamine D, lactose, lipides, etc.). La concentration calcique dans le lait maternel est faible (300 mg/l contre 1 200 mg/l dans le lait de vache), mais sa biodisponibilité (quantité de calcium alimentaire qui peut potentiellement être absorbée et incorporée à l'intérieur des os) est élevée. La rétention du calcium du lait humain par l'os est forte (65 % contre 25 % pour le lait de vache). Cette bonne rétention est à mettre en relation avec la teneur phosphorée modérée du lait de femme, ce qui s'exprime par un rapport calcium/phosphore élevé (de 2,0 à 2,2). En résumé : peu de calcium dans le lait maternel mais très bien absorbé, beaucoup de calcium dans le lait de vache mais mal absorbé !

Le lait maternel contient peu de magnésium (40 mg/l), mais son taux reste très constant au cours de la lactation. Ce magnésium est en grande partie lié aux protéines du lactosérum (44 %) et seulement en faible proportion à la caséine. La moitié du magnésium est présent sous forme libre ou plutôt associé à des petites molécules, comme le citrate par exemple, ce qui explique sa bonne biodisponibilité.

Les autres composants du lait maternel

Un autre point important concerne la meilleure biodisponibilité de différents oligoéléments comme le fer et le zinc, en raison des ligands (molécule qui se lie de manière réversible à une macromolécule ciblée) présents dans le lait de femme, qui facilitent leur absorption. Les concentrations de fer dans le lait maternel sont très faibles, mais il a une biodisponibilité excellente, comme le calcium. Les teneurs en zinc des deux laits sont identiques, mais ce métal est présent dans le lait humain sous une forme spécifique, qui explique le rôle exclusif du lait de femme dans la prévention et le traitement de certaines maladies héréditaires consécutives à une carence en zinc et dont les manifestations sont essentiellement digestives et cutanées. Chrome, manganèse, cuivre, sélénium et iode sont en quantités à peu près égales dans les deux laits.

Par rapport au lait de vache, les teneurs en vitamines ont des taux plus élevés dans le lait maternel, sauf pour l'acide folique (identique) et pour la vitamine K (plus faible dans le lait maternel). Le taux de vitamine C est suffisant si la mère ne fume pas.

COMPARAISON DES COMPOSITIONS DU LAIT MATERNEL ET DU LAIT DE VACHE		
Pour 100 ml	**Lait maternel mature**	**Lait de vache entier UHT**
Énergie (kcal)	67	65
Protéines (g)	1,0	3,2
Protéines solubles (%)	60	20
Caséines (%)	40	80
Lipides (g)	3,5	3,7
Acide linoléique (mg)	350	57
Acide α-linolénique (mg)	37	19
Glucides (g)	7,5	4,7
Lactose (%)	85	100
Autres sucres (g)	oligosaccharides (1,2)	0
Sels minéraux (mg)	210	900

LE LAIT HUMAIN A AUSSI UN MICROBIOTE...

Longtemps, le lait maternel a été considéré comme stérile. Mais des études récentes ont montré qu'il contenait près de 700 espèces de bactéries différentes, parmi lesquelles des bactéries lactiques (lactobacilles) et des bifidobactéries appartenant aux genres *Bifidobacterium*, *Bacteroides*, *Parabacteroides* et *Clostridium*. Cette flore module les réponses immunitaires se déroulant dans la paroi intestinale et empêche la prolifération de bactéries pathogènes. Un bébé, qui consomme environ 800 ml de lait par jour, ingère quotidiennement entre une centaine de milliers et 10 millions de bactéries*. Une partie des bactéries entre dans le lait par le contact avec la peau de la mère et la bouche qui tète, mais il existe des différences considérables entre la composition du microbiote de la peau et celle du lait maternel. De plus, les bifidobactéries qui font partie du microbiote du lait sont anaérobies (elles n'aiment pas l'oxygène). Ce facteur, à lui seul, fait de la peau ou de la bouche un environnement peu favorable pour ce type de micro-organismes.

Si ce n'est pas la contamination peau à peau qui est responsable de la présence de bactéries dans le lait maternel, quel mécanisme invoquer ? Il semble que les cellules dendritiques, dont l'une des tâches est la détection de micro-organismes potentiellement nocifs, servent de transporteurs. Elles sont nombreuses dans l'intestin (10 à 15 % contre 3 % dans la rate). Ces cellules sont capables de passer à travers la paroi intestinale, tout en laissant intacte sa fonction de barrière, de transférer des bactéries non pathogènes de l'intestin vers les circulations sanguine et lymphatique. Elles atteignent ainsi finalement la glande mammaire où le lait est produit (cycle entéro-mammaire). Outre les cellules dendritiques, les macrophages (un type de globules blancs) jouent un rôle similaire.

---

* Dr Esther Jiménez, Sommet mondial sur le microbiote intestinal et la santé Barcelone, 14-15 mars 2015.

QU'EST-CE QU'UNE CELLULE DENDRITIQUE ?

Une cellule dendritique est une cellule du système immunitaire qui fait partie de ce qu'on appelle le système réticulo-endothélial ou réticulo-histiocytaire intestinal. Elle a la même origine que le macrophage. C'est une cellule présentatrice d'antigènes et qui présente, dans certaines conditions, des prolongements cytoplasmiques, comme leur nom l'indique, des dendrites. Les cellules dendritiques ont deux fonctions principales :

- le déclenchement de la réponse immunitaire adaptative, dont les acteurs principaux sont les lymphocytes T et les lymphocytes B, dirigée contre des antigènes du « non-soi » ;
- le maintien de la tolérance centrale au « soi » dans le thymus, par le processus impliquant les lymphocytes T dits de sélection négative.

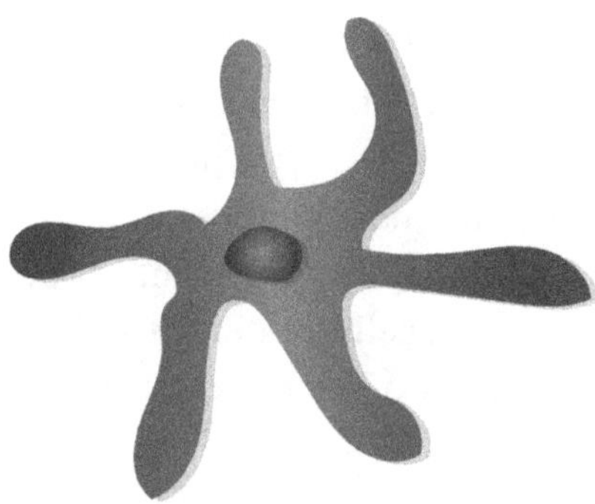

UNE CELLULE DENDRITIQUE

Les variations de l'alimentation maternelle peuvent influer sur la composition du lait en acides gras, sur la teneur en iode, en sélénium, en vitamine A et en vitamines du groupe B. De même, il est conseillé aux mères qui allaitent de ne pas consommer de lait de vache ou de laitages, car les molécules du lait peuvent passer dans le lait de la mère et provoquer une authentique allergie aux protéines de lait de vache (APLV). C'est la même chose pour les fruits à coques et le gluten. Donc farines et noisettes/amandes sans excès lorsqu'on allaite. De plus, le lait maternel contient plusieurs types de bactéries provenant du microbiote intestinal et qui peuvent, de ce fait, être considérées comme des probiotiques, ce qui signifie que ces bactéries exercent des effets bénéfiques, anti-infectieux, anti-inflammatoires et métaboliques sur le bébé. Elles sont d'origine humaine et sont bien tolérées, même par des organismes particulièrement sensibles comme ceux des bébés. Elles jouent un rôle fondamental dans la prévention des maladies immunologiques et allergiques (asthme et dermatite atopique) chez l'enfant, et de la mastite chez la mère qui allaite. D'ailleurs, le traitement de la mastite (ou « engorgement mammaire ») ne devrait jamais recourir aux antibiotiques, mais plutôt passer par l'homéopathie et les probiotiques. Les bactéries probiotiques ingérées par la mère colonisent la glande mammaire par le chemin entéro-mammaire et, une fois qu'elles ont atteint leur destination, réduisent le nombre de bactéries causant la mastite (staphylocoques et streptocoques).

Des solutions homéopathiques pour les petits problèmes liés à l'allaitement maternel

Il est clair que l'homéopathie est la thérapeutique reine en cas de petits tracas liés à l'allaitement au sein. Non toxique, ni pour la mère ni pour le bébé, sa grande efficacité, son élégance et sa rapidité d'action peuvent permettre de passer un cap difficile tout en préservant l'allaitement et en évitant, dans certains cas, le recours à des molécules non souhaitables (comme les antibiotiques en cas d'engorgement mammaire).

QUELQUES FORMULES HOMÉOPATHIQUES POUR UN ALLAITEMENT HARMONIEUX

La mise en route ou la régulation de la sécrétion lactée

Beaucoup de petits tracas peuvent survenir à ce moment de la vie du nourrisson. Ils concernent essentiellement la mise en route ou la régulation de la sécrétion lactée. PHYTOLACCA DECANDRA est un des grands médicaments de cette période. Son action varie avec les dilutions utilisées. Quelles sont les règles d'utilisation de PHYTOLACCA DECANDRA ?

- en 1 DH : stoppe la lactation ;
- en 4 DH : diminue la lactation harmonieusement, permettant par exemple un sevrage « en douceur » ;
- en 7 CH : régularise ; les seins sont durs et sensibles mais se vident facilement ;
- en 15 CH : relance la lactation.

Que puis-je faire pour favoriser ma montée laiteuse ?

- ARNICA MONTANA 15 CH : une dose tout de suite après l'accouchement favorise une montée laiteuse rapide.
- IGNATIA AMARA 9 CH : pour une maman très émotive qui se croit incapable de nourrir son enfant.
- RICINUS COMMUNIS : dans tous les cas, trois granules toutes les trois heures, car ce médicament agit sur la sécrétion de prolactine.

J'ai les mamelons ombiliqués (ou invaginés) : on m'a dit que je ne pouvais pas allaiter

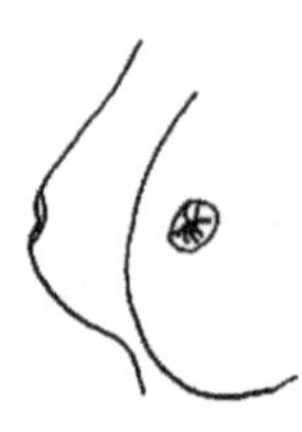

MAMELON OMBILIQUÉ

C'est faux ! Il y a bien sûr le danger « d'instrumentalisation » des tétées qui risque d'aboutir rapidement à l'arrêt de l'allaitement par découragement. Mais SARSAPARILLA OFFICINALIS 9 CH peut apporter une aide précieuse. À prendre en doses, une dose tous les trois jours pendant deux semaines.

J'ai un engorgement mammaire, que faire ?

Un engorgement mammaire qui se manifeste par des douleurs plus ou moins importantes, avec ou sans fièvre, évoluera rarement vers l'abcédation si des mesures simples sont prises rapidement : vider les seins avec un tire-lait ou sous la douche, en les pressant doucement, et prendre les médicaments suivants :

- ACONITUM NAPELLUS 15 CH dès le début, surtout en cas de fièvre d'apparition brutale avec anxiété ;
- BELLADONNA 5 CH : c'est le médicament type de ce qu'on appelait la « fièvre de lait » avec seins très chauds, sensibles au contact, rouges et « battants », soif intense et maux de tête. Remplacer BELLADONNA 5 CH par BRYONIA ALBA 5 CH si la fièvre survient après un coup de froid, dans les premiers jours de l'allaitement, avec des seins très douloureux, empêchant tout mouvement et une soif importante et impérieuse.

J'ai trop de lait

La maman peut tirer son lait et le donner éventuellement à un lactarium. Elle peut aussi régulariser sa lactation avec CHINA RUBRA 9 CH, quatre doses, une tous les trois jours.

→

J'ai des crevasses

Les soins attentifs et réguliers des mamelons préviennent l'apparition des crevasses. Attention ! Les crevasses sont souvent liées à une mycose des mamelons, en particulier à *Candida albicans*. Bien vérifier si le bébé n'a pas du muguet dans la bouche ou un érythème fessier important. On peut éventuellement utiliser localement une pommade au CALENDULA OFFICINALIS, l'argile ou la préparation suivante en pommade, appliquée localement après nettoyage avec de la teinture mère de CALENDULA :

- CASTOR EQUI T. M. 0,50,
- vaseline 50 g,
- prendre en plus CASTOR EQUI 4 CH, trois granules toutes les deux heures.

J'ai des douleurs en allaitant

- Crampes dans le dos et l'abdomen : CHAMOMILLA VULGARIS 5 CH.
- Douleurs dans les seins irradiant de haut en bas, de la tête au dos, au cours de la tétée : PHYTOLACCA DECANDRA 5 CH.
- Sensation de faiblesse entre les deux épaules avec fatigue : NATRUM MURIATICUM 7 CH.
- Douleurs dentaires : CHINA RUBRA 5 CH.
- Douleurs utérines : CHAMOMILLA VULGARIS 5 CH.
- Sensation de vide dans l'estomac chaque fois que l'enfant est mis au sein, obligeant à le retirer : CARBO VEGETABILIS 5 CH.
- Mêmes symptômes, mais avec inappétence, douleurs dans le ventre, améliorées en se penchant en arrière : ALETRIS FARINOSA 5CH.

Note : ces médicaments doivent être pris à raison de trois granules quatre à six fois par jour jusqu'à amélioration des symptômes.

Je suis fatiguée par mon allaitement

- NATRUM MURIATICUM 9 CH est la solution : une dose toutes les semaines pendant un mois, par exemple, associée à CHINA RUBRA 7 CH si la fatigue arrive après un allaitement prolongé.
- En cas de note dépressive, prendre SEPIA OFFICINALIS 15 CH, cinq doses, à raison d'une dose tous les cinq jours.

POURQUOI LA MÉTHODE DE SOINS MATERNELS KANGOUROU EST-ELLE À LA MODE ?

Miroir de l'âme ou enveloppe du corps, la peau est une interface, c'est-à-dire un lieu de passage, une frontière. Sa structure et sa physiologie propres sont essentiellement au service des échanges réciproques entre ce « tout » qu'est l'organisme individuel et son fonctionnement interne, et cet autre « Tout » qu'est le monde environnant et ses nécessités. On pourrait presque dire, en extrapolant à l'extrême, que la peau est le lieu de rencontre et de confrontation, en un mot le « média », entre, d'une part, les informations génétiques lovées comme un serpent enroulé sur lui-même dans la double spirale de l'ADN et, d'autre part, les informations environnementales, incluant la proche présence parentale et, plus lointaine, la « grande nature ». Et, de fait, la peau d'un bébé n'est pas un simple tissu histologique. C'est un organe à part entière qui doit être pensé comme appartenant à une totalité psychosomatique et à une globalité somato-environnementale.

Un exemple de plus en plus connu et utilisé illustrant ces propos est celui de la méthode *kangourou mother care** ou KMC. Cette méthode, développée dans les années 1970 en Colombie, pour pallier les difficultés liées au surpeuplement des unités de néonatalogie, est une méthode de soins adaptée à tous les nouveau-nés, en particulier les prématurés et/ou les dysmatures. Elle se définit par une mise en interface, « peau à peau », précoce et prolongée, continue ou intermittente, de la mère et du bébé. Cette méthode de soins ne se contente pas de replacer la mère en première ligne dans la prise en charge de son enfant, elle renforce aussi en l'amplifiant le lien mère-enfant, notamment lors des inévitables séparations initiales. Le mécanisme mis en œuvre est la production d'endorphines et d'ocytocine durant les périodes de contact peau à peau. L'allaitement maternel est également favorisé dans toutes ses dimensions avec, notamment, une meilleure perception des compétences des enfants au sein par les mères et les soignants.

POURQUOI FAUT-IL CLIGNER DES YEUX POUR AIDER LE BÉBÉ À SE CONSTRUIRE ?

Donald Woods Winnicott (1896-1971), grand pédopsychiatre britannique, a écrit que *« la tâche ultime de la mère est de désillusionner progressivement l'enfant** »* en l'aidant à apprivoiser peu à peu le désenchantement inexorable lié à l'algorithme continuité/discontinuité (on appelle ainsi l'alternance, nécessaire car elle participe à la construction de l'estime de soi, de périodes de présence et d'absence maternelle). Si l'allaitement maternel est fondamental pour

---

* N. Haouari, « 1er Congrès européen sur la méthode de soins maternels Kangourou : Uppsala, 6 et 7 octobre », *Revue de médecine périnatale*, Springer-Verlag, 2009, p. 1-68.

** H. Lazaratou et B. Golse, *De l'inhibition à l'hyperactivité*, PUF, 2012.

des raisons nutritionnelles et affectives, la mise en nourrice, le sevrage et l'apprentissage de la propreté sont tout aussi importants, comme toute situation de séparation /individuation qui enseigne à l'enfant une donnée psychologique fondamentale : l'anticipation. La désillusion liée à la discontinuité et à la séparation sont donc un « mal nécessaire » dans l'épanouissement des bébés. L'excès de continuité, l'excès de présence (maternelle ou parentale) nuit à la construction harmonieuse de la personnalité de l'enfant. Et les psychanalystes nous disent que même l'excès de continuité visuelle est synonyme d'intrusion. C'est la raison pour laquelle, lorsque nous nous adressons à quelqu'un en le regardant dans les yeux, en particulier les bébés, nous clignons des yeux à intervalles réguliers. Le détournement ponctuel du regard reflète le besoin de maintenir un contrôle sur la quantité de stimulations visuelles que l'on peut absorber à un instant « T ». Le sujet mélancolique, comme une mère en dépression du post-partum par exemple, n'est pas capable de respecter les rythmes d'alternance attention/retrait. Très souvent, on peut constater que dans une relation face à face avec son bébé, par la fixité de son regard, elle le pousse à un évitement forcé qui déclenche le détournement de la tête et des pleurs de détresse, si la situation se maintient.

3

L'hygiène chez l'enfant : un juste équilibre

LAISSEZ-LES MANGER LEURS CROTTES DE NEZ !

Étymologiquement, le mot « hygiène » vient de Hygie, fille d'Asclépios (dieu de la médecine) et d'Épione (nymphe princesse de Cos). Hygie est la déesse grecque de la santé, de la propreté et de l'hygiène. Ainsi, l'hygiène est l'ensemble des actions qui permettent d'avoir une bonne santé. Classiquement, elle se fonde essentiellement sur trois actions : le nettoyage et la détersion, la désinfection et la conservation. De façon plus moderne, l'hygiène est devenue un ensemble de mesures, principalement au niveau corporel, destinées à prévenir les infections et l'apparition de maladies infectieuses. Mais voici que sont apparues des expressions dérivées telles que « hygiène de vie », « hygiène mentale », « hygiène alimentaire », « hygiène des locaux »... Il existe un Comité d'hygiène, de sécurité et des conditions de travail (CHSCT) dans les entreprises et il existait même un Conseil supérieur d'hygiène publique de France (CSHPF) jusqu'en 2006 ! Aujourd'hui, cette définition rejoint la notion de terrain et de prévention. L'hygiène fait certes partie des mesures antagonistes à opposer comme une barrière à un danger, en particulier le risque d'infection. Mais elle doit être aujourd'hui élargie à toutes les mesures mises en œuvre pour préserver l'état de bonne santé, en conformité avec les définitions admises pour définir cet état (voir la définition de l'OMS p. 19).

L'HYGIÈNE EST-ELLE DANGEREUSE ?

Certes, l'hygiénisme né au XIXe siècle a considérablement amélioré la condition humaine en éradiquant de nombreuses maladies et en augmentant durablement l'espérance de vie des populations, parallèlement aux progrès remarquables de la médecine tels que le développement des vaccins et la découverte des antibiotiques. Mais aujourd'hui la situation a radicalement changé. Nous vivons dans le paradoxe d'une hypervigilance sanitaire (avec son avalanche de textes juridiques censés protéger le consommateur aussi bien au niveau national qu'européen) associée, de manière inattendue, à la dégradation du niveau sanitaire des populations. Avec comme conséquence et pour la première fois récemment, une diminution de l'espérance de vie en bonne santé (baisse de l'espérance de vie sans incapacité, EVSI). Ainsi, malgré toutes les prudences et les mesures réglementaires issues du « principe de précaution », nous vivons, certes, bien plus longtemps, mais bien plus handicapés par des pathologies chroniques ! Surtout, c'est la première fois que les enfants ont tendance à être plus malades que leurs parents, comme le suggèrent les « épidémies » d'obésité infantile et/ou de diabète insulinodépendant à développement précoce dans le monde.

La théorie hygiéniste est-elle complètement dépassée ? Deux approches principales gouvernent aujourd'hui la pensée des chercheurs en biologie humaine et orientent leurs conclusions sur l'origine des maladies : la théorie hygiéniste de Strachan, héritée de l'hygiénisme du XIXe siècle, et la théorie développementale de

Barker construite à partir des constats alarmants des donneurs d'alerte travaillant sur les liens entre la santé et l'environnement, à la fin du xxe siècle. La théorie hygiéniste, dans ses excès, suggère que l'environnement de nos enfants puisse être « trop propre » pour stimuler efficacement ou développer leur système immunitaire. Elle postule, par exemple, que le risque croissant d'asthme dans les pays développés pourrait être dû à une réduction de l'exposition aux agents infectieux en raison de changements du mode de vie :

- augmentation du niveau d'hygiène des populations, se traduisant par une diminution des contacts avec des substances microbiennes au cours de l'enfance ;
- associée à un niveau de protection accru contre les infections en raison des antibiotiques et des vaccinations.

Depuis qurante ans, on a certes constaté une très nette diminution de l'incidence des maladies infectieuses, mais on a aussi noté parallèlement une augmentation exponentielle des maladies chroniques comme l'asthme, le diabète de type 1, la sclérose en plaques et la maladie de Crohn, ce qui nous conduit à mettre en doute certains postulats du « tout hygiène ». Et les preuves sont nombreuses qui confirment que l'excès d'hygiène prédispose au développement des maladies auto-immunes, allergiques et inflammatoires du tube digestif.

Les règles d'hygiène enseignées à nos enfants

Tout le monde connaît et pratique l'enseignement de règles élémentaires de l'hygiène dont nos sociétés occidentales modernes ont hérité du xixe siècle après les travaux de Lavoisier et de Pasteur :

- se brosser les dents,
- se laver les mains, prendre un bain ou une douche, moucher son nez et « dire bonjour à la dame » (formule de politesse désuète à vertu pédagogique douteuse)...
- se brosser les cheveux...

Mais on sait aujourd'hui que les choses ne sont pas si simples. Nous allons donner quelques exemples qui peuvent sembler paradoxaux à la lumière de l'ancien paradigme hygiéniste. Ceux-ci deviennent lumineux si on accepte d'ouvrir les yeux, de se remettre en question et d'accepter les notions nouvelles induites par le concept de « microbiote » :

- Un enfant qui mange ses crottes de nez possède une meilleure immunité que celui qui ne le fait pas.
- Un enfant à qui l'on ne fait pas de fréquents lavages des fosses nasales a moins de chances de développer rhino-pharyngites, otites et bronchiolites.
- On ne met plus de gouttes antibiotiques dans les yeux des nouveau-nés en salle de travail après l'accouchement, on ne met plus d'antiseptiques sur le cordon ombilical après la section du cordon après la naissance.
- On a ouvert les services de réanimation néonatale aux parents, qui peuvent venir « nurser » leur bébé dans la couveuse, même s'il est prématuré.
- On ne donne plus d'antibiotiques « de couverture », c'est-à-dire pour prévenir une infection.

Le mieux est l'ennemi du bien : un excès de propreté peut nous rendre malade. Des scientifiques se sont penchés sur l'effet du triclosan, un composé chloré antibactérien et antifongique, que l'on trouve dans certains savons, déodorants, dentifrices. Le triclosan appartient à une famille de composés qui, à faibles concentrations, inhibent la biosynthèse des acides gras, molécules vitales pour le développement des bonnes bactéries. À fortes concentrations, ces composés ont un effet de perturbateur des parois bactériennes, favorisant l'émergence de souches de staphylocoque doré résistantes et d'agents antimicrobiens ayant une activité similaire. Ce produit est aussi soupçonné d'être un perturbateur endocrinien. En résumé, utilisé pour la « bonne cause » dans un but d'hygiène, le triclosan est capable de provoquer des effets pervers, toxiques et infectieux, qui ont des conséquences inverses, plus graves que si l'on n'avait rien fait !

Alors, mamans, si votre enfant se cure les narines et mange ses crottes de nez, ne réprimandez plus…

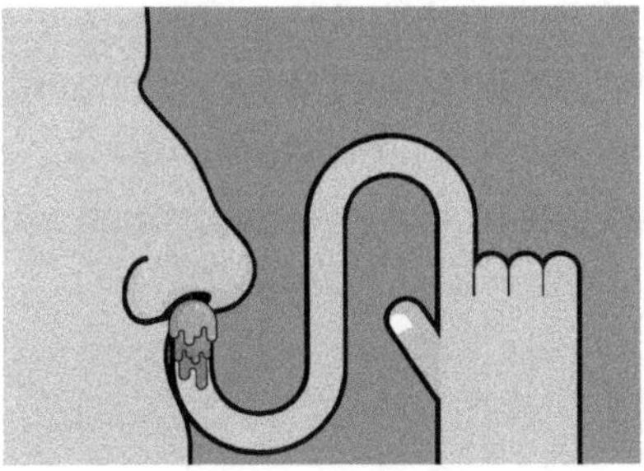

À QUOI SERVENT LES CROTTES DE NEZ ?

Le mucus nasal une fois séché (les fameuses « crottes de nez ») contient bactéries, virus, poussières, mais il contient aussi 1 % d'anticorps ! Il semble que le mucus nasal absorbé sous forme de crottes de nez puisse avoir une fonction importante qui contribue à l'immunité naturelle et à la protection des poumons. C'est en tout cas ce qu'affirme le professeur Scott Napper, de l'université de la Saskatchewan, Canada. Le mucus nasal, absorbé ou rejeté sous forme de crottes de nez, semble bien avoir une fonction importante qui contribue au développement de l'immunité. Les glandes fabriquant le mucus nasal contiennent, comme toutes les glandes sous-muqueuses des voies aériennes supérieures, des protéines antioxydantes, anti-inflammatoires et antimicrobiennes*.

* N. S. Joo *et al.,* « Proteomic Analysis of Pure Human Airway Gland Mucus reveals a Large Component of Protective Proteins », *PLOS One*, 23 février 2015, 10 (2) : e0116756.

Ces protéines, au sein du mucus bronchique, interviennent ainsi dans la défense de la muqueuse, en association avec l'épuration mécanique des voies aériennes assurée par les cils. Parmi les protéines antibactériennes, les immunoglobulines (IgA) sont largement présentes et importantes ainsi que d'autres telles que le lysozyme, la peroxydase, la transferrine et l'inhibiteur bronchique, principal inhibiteur de protéase synthétisé par la muqueuse bronchique. D'autres molécules à activité enzymatique, des peptides et des phospholipides peuvent intervenir directement dans la fonction antibactérienne et antioxydante du mucus. Le glutathion (GSH) est un composant antioxydant majeur bien connu, présent dans le mucus.

ILLUSTRATION PAR UN CAS PRATIQUE EN HOMÉOPATHIE : **L'ENFANT SULFUR, LE TYPE D'ENFANT QUI A, DE FAÇON LE PLUS MARQUÉE, CETTE TENDANCE À SE CURER LE NEZ ET À EN MANGER SES CROTTES**

C'est le chef de file du mode réactionnel chronique (MRC) que les homéopathes appellent la « psore ». Les enfants appartenant à ce MRC sont en général parmi les plus solides, même si nous en voyons de moins en moins. Ce sont ces petits « morveux », avec constamment deux belles « chandelles » qui s'échappent de leurs narines. Ils ont toujours chaud, ils sortent en hiver complètement débraillés, ce qui inquiète les mamans. Mais ils ne sont jamais malades, contrairement aux petits trop couverts qui vivent dans des habitats surchauffés, qui sont tous les dix jours chez le docteur. Toujours soignés, même très bien, mais jamais guéris...

OUI À LA TÉTINE !

Oui, trois fois oui ! Une belle étude publiée dans *Pediatrics** en 2013 a montré que la stimulation immunitaire provoquée par l'exposition aux microbes commensaux protège contre le développement de l'allergie. Des microbes oraux peuvent être transférés des parents aux enfants en bas âge par l'intermédiaire des tétines. Ces microbes transférés par l'intermédiaire de la salive du parent orientent le système immunitaire de la muqueuse buccale et pharyngée vers l'immunotolérance. L'étude statistique montre que les bambins dont les parents ont « nettoyé » la tétine en la suçant avaient une probabilité nettement moindre de développer de l'asthme, de l'eczéma ou une sensibilisation aux antigènes de l'environnement à dix-huit mois par rapport à ceux dont les parents ont employé d'autres techniques de nettoyage, comme le rinçage à l'eau du robinet ou l'ébouillantage. La protection contre l'eczéma est demeurée stable à l'âge de trente-six mois. Les effets protecteurs de la naissance par voie basse et de la succion de la tétine par les parents ont des effets positifs indépendants, mais ils s'additionnent dans la protection contre l'eczéma atopique. L'étude a montré que le microbiote salivaire des bébés dont les parents ont nettoyé leur tétine par la succion et celui des bébés dont les parents n'ont pas employé cette pratique étaient différents.

Une autre raison de dire « oui » à la tétine : un bébé a physiologiquement besoin de téter dans la première phase dite « orale » de son existence : cela lui apporte plaisir, détente et bien davantage grâce aux endorphines (hormones du bien-être) qui sont sécrétées lors de la succion. Par conséquent, l'effet calmant de la tétine est souvent recherché les premiers mois, car les parents sont moins

* F. Sjöberg, R. Saalman, N. Åberg, I. Adlerberth et A. E. Wold, « Pacifier Cleaning Practices and Risk of Allergy Development Bill Hesselmar », *Pediatrics*, 6 mai 2013, 131, p. 1-9.

stressés et la qualité de la relation parents-enfant en est préservée. La tétine a aussi un rôle sur la qualité du sommeil : elle facilite l'acquisition des rythmes et l'autoapaisement. De plus, la tétine en dormant diminuerait le risque de mort subite.

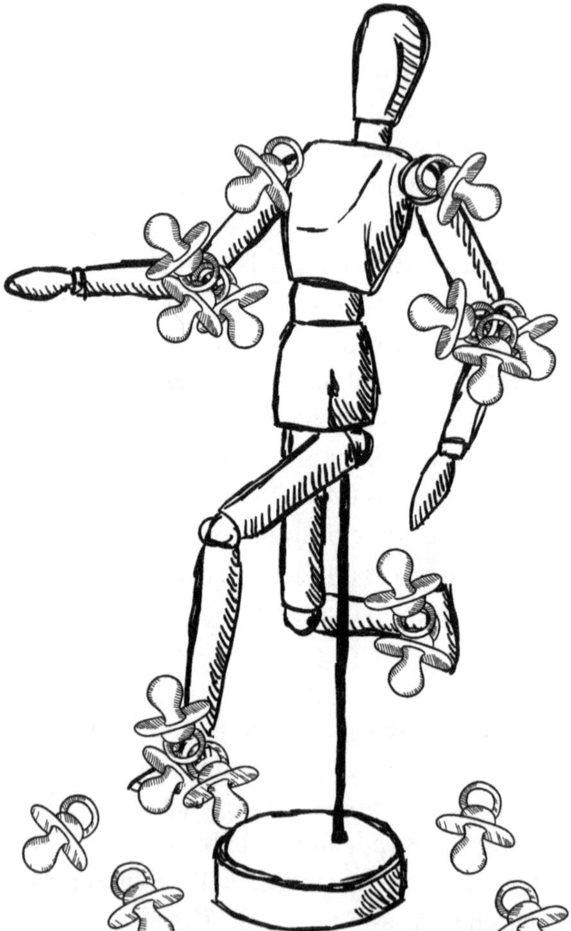

L'ARBRE À TÉTINES DU DOCTEUR POPOWSKI

FAUT-IL STÉRILISER LES BIBERONS ?

De retour à la maison, ce n'est plus utile de stériliser les biberons. La biodiversité domestique semble jouer un rôle de médiateur pour les expériences immunitaires de votre enfant. En d'autres termes, moins il y a d'allergènes autour d'eux, plus grande est la probabilité pour ces enfants de développer des allergies. Et ce n'est pas simplement le nombre d'animaux et/ou de plantes auxquels votre enfant est exposé qui importe, mais le nombre de bactéries qui vivent sur eux. Cette complexité microbienne donne une explication crédible à la théorie hygiéniste. Les enfants qui grandissent en étant exposés à un large éventail d'espèces bactériennes, comme on le trouve chez différents animaux, initieront et renforceront leur expérience immunitaire grâce à ces microbes. Plus la diversité de ces bactéries est grande, mieux c'est !

MES CONSEILS POUR UNE HYGIÈNE RAISONNÉE EN QUESTIONS-RÉPONSES

Dois-je emmener mes enfants dans une ferme ?

- Oui, aussitôt que possible et aussi fréquemment que possible. Les enfants qui grandissent dans une ferme réduisent de 50 % la probabilité de développer l'asthme, par exemple. Par conséquent, laissez-les caresser autant d'animaux qu'ils souhaitent et laissez-les même frotter leurs visages contre eux.
- Laissez vos enfants apprécier toute la saleté, la boue, le sable et la poussière qu'ils peuvent trouver. Rouler dans le foin ne leur fera pas de mal. Nourrir des animaux à la main est amusant et bénéfique, à condition de ne pas se faire mordre.
- Le seul conseil de prudence est de les empêcher de manger n'importe quoi, en particulier les déjections qu'ils trouvent sur le sol. Certains animaux, en particulier les porcs,

→

les reptiles et les amphibiens, portent des parasites ou des bactéries qui pourraient rendre vos enfants malades.

Dois-je adopter un chien ou un chat ?

Oui, et le plus tôt sera le mieux. Les études montrent qu'un enfant grandissant avec un chien réduit de 13 % la probabilité de développer des pathologies respiratoires d'origine allergique, ce qui est remarquable quand on se rappelle que la majorité des spécialistes de l'asthme voient les chiens comme des causes de cette maladie, ou au moins de ses exacerbations actives, plutôt que comme des éléments protecteurs.

Un mode principal commun de l'action des commensaux et des microbes pathogènes implique la stimulation des récepteurs TLR 5 (*« Toll-like receptors »*, présents à la surface des cellules dendritiques de l'intestin et jouant un rôle important dans l'immunité innée et notamment dans les défenses contre les micro-organismes). Contrairement aux enfants collés à leurs iPad, les enfants qui jouent beaucoup à l'extérieur, exposés au pollen, aux plantes, aux sols et aux bactéries ambiantes, montrent une moindre tendance aux réactions allergiques, comme s'ils étaient « insensibles ».

Mon enfant n'arrête pas de mettre ses doigts dans la bouche. Dois-je l'en empêcher ?

Une étude récente dans le journal *Pediatrics* indique qu'il y a un certain avantage à ce que vos enfants mettent leurs doigts sales dans leur bouche. Dans cette étude, 38 % des enfants avec « des habitudes orales » avaient des tests allergiques positifs contre 49 % pour ceux qui ont maintenu leurs mains hors de la bouche. Cette étude suggère que sucer son pouce ou se ronger les ongles sont des manières astucieuses de fournir de la « bonne saleté ». Les ongles hébergent plus de cent cinquante espèces bactériennes qui s'épanouissent sous le lit de l'ongle. C'est un excellent système pour livrer des probiotiques à domicile...

Encore une fois : attention aux biofilms !

• 80 % des peluches sont porteuses des microbes de la pneumonie sous forme de biofilms. Les scientifiques ont voulu explorer le risque associé aux biofilms présents sur les jouets pour la santé des enfants. Pour ce faire, ils se sont rendus dans une crèche collective et ont analysé différents objets, à la recherche des deux germes dangereux, *Streptococcus pneumoniae* et *Streptococcus pyogenes*. Leurs résultats sont plutôt inquiétants : en effet ils ont montré que quatre peluches sur cinq étaient porteuses de *S. pneumoniae* et que plusieurs surfaces contenaient encore *S. pyogenes*, même après lavage. Ainsi, les bactéries forment des biofilms lorsqu'elles colonisent les objets et les tissus humains. Ces biofilms à la structure très « sophistiquée » s'avèrent bien plus résistants que les bactéries isolées. Ils peuvent agir comme des réservoirs de bactéries pendant des heures, des semaines voire des mois, et favoriser la propagation d'infections communautaires.

• Comme on ne peut pas interdire les jouets aux enfants, il est conseillé de les mettre de temps en temps dans le congélateur. Le froid (entre - 18 °C et - 24 °C) stérilise et « désacarise » les jouets, surtout les peluches et les doudous qui dorment toutes les nuits dans le lit des enfants, au contact de leur visage.

• Cette simple mesure est très efficace, là où le lavage, même en machine, ne sert pas à grand-chose ! Essayez-la !

4

Protéger les défenses immunitaires de mon enfant

Les bactéries intestinales constituent l'une des premières sources de stimulation immunitaire du nouveau-né. Il est maintenant reconnu que l'une des plus importantes fonctions de l'intestin est de favoriser le développement du système immunitaire, en plus de son rôle purement digestif. La muqueuse intestinale est en effet en contact constant avec des micro-organismes et divers antigènes associés à l'environnement et aux aliments. Les cellules immunitaires associées à la muqueuse doivent distinguer les antigènes inoffensifs des agents pathogènes. C'est pourquoi, tout au long de la vie, elles doivent être stimulées par le microbiote afin de maintenir une balance entre une immunotolérance (le « avec », « pro ») vis-à-vis de cette flore et des antigènes non pathogènes (pollens, acariens, aliments, etc.), et une immunocompétence (le « contre », « anti ») vis-à-vis des germes dangereux capables de provoquer des maladies qui peuvent être graves.

Dans la foulée de la théorie hygiéniste, il a été suggéré qu'un microbiote intestinal déséquilibré pouvait être responsable de la susceptibilité aux allergies. On sait aujourd'hui que la composition microbienne de l'intestin des enfants allergiques diffère de celle des enfants en bonne santé. Par exemple, les enfants suédois qui vivent dans un environnement plus aseptisé ont un intestin contenant plus de bactéries à potentiel pathogène. Une moindre exposition aux micro-organismes dans les premières années de vie est donc l'un des mécanismes responsables de l'augmentation de la fréquence des maladies allergiques au cours des dernières décennies. Le bébé n'est, paradoxalement, pas plus fragile que l'adulte sur le plan immunitaire. Le nombre de récepteurs des cellules B et T dont dispose un homme est estimé à respectivement 10^{14} et 10^{18}. La plus grande partie de ces divers récepteurs est déjà présente à la naissance, de sorte qu'un nouveau-né a la possibilité de réagir contre la plupart des antigènes auxquels il est confronté. Durant sa première année de vie, un nourrisson bénéficie également de la protection passive des anticorps maternels reçus via la circulation transplacentaire et l'allaitement. On estime qu'il lui faut deux à trois années avant que les deux voies de l'immunité soient totalement fonctionnelles : la voie de l'immunocompétence Th1 de protection « contre » et la voie de l'immunotolérance Th2 de tolérance « avec ». Le système immunitaire d'un nouveau-né a besoin des microbes de l'environnement pour devenir performant.

L'inflammation est un élément important, étroitement corrélé à l'immunité : il existe à la fois un niveau physiologique d'inflammation indispensable, contrôlant notamment le microbiote, et des réactions inflammatoires importantes déclenchées en présence d'espèces, pathogènes ou commensales. Ce dernier mécanisme repose notamment sur la présence de composants bactériens pro-inflammatoires, comme le lipopolysaccharide (LPS présent à la surface de certaines bactéries à Gram négatif) et les endotoxines (présentes à l'intérieur d'autres bactéries à Gram négatif). Ces antigènes provoquent une réaction immunitaire de la part des macrophages intestinaux, qui produisent alors des médiateurs promoteurs de l'inflammation (cytokines). Ceux-ci déclenchent une inflammation locale et augmentent la perméabilité de la paroi intestinale. Le LPS et les endotoxines peuvent alors traverser cette dernière, passer dans la circulation sanguine et provoquer un phénomène inflammatoire dans d'autres tissus cibles.

ON DIT QUE L'IMMATURITÉ DU SYSTÈME IMMUNITAIRE DES ENFANTS LES REND VULNÉRABLES, NOTAMMENT AUX PATHOLOGIES ORL. EST-CE VRAI ?

Oui. Un enfant doit faire environ une centaine de rhino-pharyngites avant l'âge de six/sept ans en raison de la vulnérabilité de sa flore intestinale. Passé ce cap, c'est l'entrée dans l'âge de raison, la classe de CP et la trêve en ce qui concerne les infections ORL, car il a acquis une flore intestinale nombreuse et variée, garante du bon fonctionnement du système immunitaire.

ENCORE L'ALLAITEMENT MATERNEL

Une des manières, simple et efficace, de pallier ce déficit d'exposition aux « bonnes » bactéries est l'allaitement maternel. Dès la naissance, voire même avant la naissance, les microbiotes sont impliqués dans la mise en place du système immunitaire, qui se développe sous l'épithélium de la muqueuse. Les tissus lymphoïdes associés aux muqueuses (en anglais : *mucosa-associated lymphoid tissue*, MALT) forment une partie des organes lymphoïdes secondaires qui se situent, de manière diffuse, dans différents organes du corps, en particulier dans le tube digestif, les poumons, la peau, etc. En cas d'invasion par des germes pathogènes, des réponses effectrices doivent se développer en faisant intervenir les lymphocytes Th1 muqueux en particulier et les cellules lymphoïdes innées (ILC, *innate lymphoid cells*). Ces réactions sont transitoires, et l'homéostasie (phénomène de régulation qui tend à maintenir un facteur bénéfique pour la santé autour d'une valeur optimale) est rétablie rapidement. Mais une rupture de tolérance muqueuse peut entraîner des réactions inflammatoires chroniques pathologiques*. Les enfants mis au monde par césarienne courent un plus grand risque de développer des troubles relatifs au système immunitaire plus tard au cours de la vie que les enfants mis au monde par voie basse, car ils ne bénéficient pas de la colonisation par la flore vaginale maternelle.

Le lait maternel possède de nombreux effets immunologiques favorables, il empêche notamment la prolifération des germes pathogènes. Cet effet « bactériostatique » résulte de plusieurs phénomènes complémentaires :

- l'acidification du contenu intestinal ;
- la limitation de la quantité de fer disponible pour la croissance bactérienne, du fait d'un apport faible dans le lait et de la fixation du fer non absorbé sur la lactoferrine ;
- un apport d'anticorps (notamment IgA sécrétoires) ;
- un apport de substances inhibant de façon spécifique la croissance de certains germes (par exemple, la lactadhérine active contre le rotavirus, les oligosaccharides actifs contre *Escherichia coli* et *Candida albicans…*).

* M.-N. Kolopp-Sarda, « Système immunitaire muqueux et microbiote intestinal. Histoire d'une symbiose », *Revue francophone des laboratoires*, juillet-août 2016, vol. 2016, n° 484, p. 39-47.

Il facilite la destruction des germes pathogènes

Cet effet bactéricide (qui tue les bactéries) s'explique par sa richesse en cellules immunocompétentes (leucocytes et macrophages) qui phagocytent les bactéries et par l'apport de plusieurs composés qui détruisent les parois microbiennes (fraction N terminale de la lactoferrine, lysozyme, acides gras libres) et de diverses protéines intervenant dans les réponses immunitaires (défensine, fibronectine, fractions du complément...).

Il inhibe l'adhésion des germes aux parois muqueuses

On sait, par exemple, que la caséine kappa présente dans le lait maternel inhibe l'adhésion d'*Helicobacter pylori* à la muqueuse gastro-intestinale et celle des pneumocoques et des *Haemophilus* aux muqueuses respiratoires.

Il diminue la perméabilité de la muqueuse intestinale aux germes et aux antigènes

Cet effet est dû à l'apport :

- d'IgA, qui vont s'étaler en couche à la surface de la muqueuse ;
- de polyamines et de divers nucléotides ;
- de facteurs de croissance épithéliale, qui favorisent la multiplication cellulaire, et donc la rapidité de la cicatrisation et la solidité de la muqueuse.

Il stimule la production de facteurs immunomodulateurs

La lactoferrine, par exemple, induit la libération de cytokines et de prostaglandines E2.

LA VACCINATION EST-ELLE DANGEREUSE ?

Là encore, les vaccinations ne sont pas dangereuses pour le système immunitaire des bébés. La crainte que le système immunitaire d'un nourrisson soit amené à l'épuisement du fait de l'administration de quelques vaccins est non fondée. La capacité de réserve du système immunitaire est gigantesque et, selon quelques estimations chiffrées, l'administration actuelle de onze vaccins n'occuperait qu'un millième (0,1 %) de cette capacité théorique. Les lymphocytes B et T, principales cellules responsables d'une réponse immunitaire spécifique à un antigène, sont constamment produits par la moelle osseuse et le thymus, si bien qu'un épuisement du système ne survient jamais. Le paradoxe de la vaccination, c'est que son efficacité déplace la perception du risque. Aujourd'hui, plus personne n'a peur de la diphtérie ou du tétanos, alors que tout le monde craint de surcharger le système immunitaire par la vaccination alors que celle-ci est utile, au moins à deux titres :

- elle protège contre des maladies potentiellement graves, voire mortelles ;
- elle stimule l'immunité et ce, bien moins que ne le fait l'environnement lui-même, avec ses dangers potentiels. Les dangers de l'environnement sont devenus aujourd'hui bien plus importants que ceux véhiculés par les adjuvants et les antigènes vaccinaux, dont le nombre a été divisé par vingt grâce à l'évolution des technologies de pointe utilisées dans la fabrication des vaccins modernes.

QUE PENSER DE L'OBLIGATION VACCINALE EN FRANCE ?

À l'issue de la concertation citoyenne sur la vaccination lancée en avril 2016 à la demande de la ministre de la Santé et à la suite du rapport rendu par le jury citoyen, le Comité d'orientation (CO) a présenté ses conclusions le 30 novembre 2016 au ministère de la Santé. Le verdict est tombé : le CO préconise, non seulement de maintenir, mais d'élargir l'obligation vaccinale aux onze vaccins pédiatriques jusqu'au premier rappel, tout en affirmant que « *la levée de l'obligation vaccinale est l'objectif à atteindre* ». Position paradoxale s'il en est, car dans les mêmes conclusions, le CO recommande « *un élargissement temporaire du caractère obligatoire des vaccins recommandés de l'enfant, assorti d'une clause d'exemption et de la garantie de leur gratuité* ».

Pourquoi ne pas avoir plutôt choisi la voie de la sagesse ? Celle d'une suppression de toute obligation vaccinale assortie d'une « professionnalisation » accrue de l'acte vaccinal. En préconisant, en particulier :

- une solide formation primaire universitaire à la vaccinologie pour les plus jeunes, intégrée dans le cursus des études médicales ;
- une formation secondaire sous la forme d'un DIU., voire d'un master en vaccinologie (ou autre cursus adapté) pour les plus anciens, en particulier les médecins libéraux désireux de se former à cet acte technique complexe ;
- une rémunération correcte et adaptée, car vacciner n'est pas seulement « faire une piqûre », mais un acte qui demande de la disponibilité, de la compétence et du temps, s'il faut expliquer,

informer, prescrire, et agir bref ! Faire de la médecine. Et cela passe nécessairement par la pédagogie, à la recherche des « consentements éclairés », qui est chronophage. Il faut savoir y mettre le prix ! Le choix de l'élargissement de l'obligation montre que le CO a fait son choix : le dressage plutôt que la pédagogie…

La pédagogie eût été une solution sage et intelligente, respectueuse d'une triple évidence :

- la vaccination est un acte médical, nécessitant le recours à des savoirs complexes ;
- la vaccination requiert de l'expérience, du temps (pour dûment informer le patient en particulier) et une éthique respectueuse de la déontologie (article 36 du Code de déontologie médicale) ;
- la vaccination, dans le cadre de la santé publique, se doit d'être respectueuse de la « démocratie sanitaire » et des droits constitutionnels de la République tels qu'ils sont édictés dans la Constitution de 1958 encore en vigueur, où la liberté est érigée en principe (sans liberté, pas d'égalité et sans égalité, pas de fraternité).

C'est pourquoi, à l'instar de ce qu'affirmait le philosophe Aristote, il faut savoir *« raison garder »* et ne pas tomber dans la démesure. Car l'hypothèse qui laisse entendre qu'une levée des obligations vaccinales puisse être dangereuse au point d'induire une baisse de 20 % de la couverture vaccinale vis-à-vis de maladies graves, exposant la population à un risque infectieux élevé, est une extrapolation fallacieuse et non fondée.

CONSEILS POUR STIMULER LA MATURATION DU SYSTÈME IMMUNITAIRE

Les plus importants sont l'allaitement maternel, la préservation de la qualité du sommeil, une alimentation variée et équilibrée riche en fibres et l'exercice physique. D'autres mesures de bon sens aident grandement à la maturation du système immunitaire des enfants :

- **Éviter le tabac en présence des enfants.** L'absorption de fumée (« tabagisme passif ») diminue l'efficacité des moyens de lutte contre les infections au niveau de la sphère ORL et bronchique, ce d'autant plus que l'atmosphère est confinée (voiture, appartement...).
- **Éviter de surchauffer les lieux d'habitation,** surtout les chambres à coucher. La température idéale se situe autour de 18-20 °C. Trop de sécheresse nuit à la respiration, mais trop d'humidité favorise le développement de moisissures, qui peuvent s'avérer allergisantes.
- **Éviter les nids à poussière** dans la chambre et le lit de l'enfant : moquettes, rideaux, tentures, vieilles literies. Les peluches peuvent être débarrassées des acariens en les mettant une nuit dans un sac en plastique au congélateur (- 18 à - 24 °C). Passez souvent l'aspirateur dans la maison en aérant, même en hiver !
- **Éviter les variations brutales de température.** Il faut couvrir l'enfant quand il fait froid (ne pas oublier le bonnet !), et penser à le découvrir dans la voiture et les magasins.
- **Éviter, si possible, la mise en collectivité avant trois ans.** Le meilleur mode de garde est à domicile, quoi qu'en disent les tenants de la vie en société précoce. Au minimum, l'enfant risque de s'infecter en crèche à un âge où son système immunitaire n'est pas complètement mature, car il

→

faut deux à trois ans au microbiote intestinal pour initier une bonne immunotolérance et immunocompétence. Au maximum, il risque de « déprimer », loin de sa mère, dans un environnement sans repères fixes générant insécurité affective, surstimulation sensorielle et stress.

• **Ne pas hésiter à sortir prendre l'air**, quel que soit l'âge de l'enfant (eh oui, même le tout petit bébé !) et quel que soit le temps. C'est en hiver que l'immunité de l'enfant est la plus forte (normalement), et le froid sec est excellent pour la santé. En pratique, de nos jours, les anticyclones qui génèrent ce type de beau temps favorisent aussi la stagnation de l'air vicié aux particules fines et autres au-dessus des grandes villes, à tel point que l'on préférerait presque le temps humide et venteux de l'automne.

• **Augmenter l'immunotolérance** par les probiotiques.

• **Augmenter l'immunocompétence** grâce à la vitamine D. En effet, le risque de développer une infection respiratoire est beaucoup plus faible chez les sujets qui ont des taux élevés de 25 (OH)D (supérieurs à 38 ng/ml) que chez ceux qui ont des taux bas. En dehors de son action sur le métabolisme calcique, la vitamine D possède de nombreuses propriétés immunologiques. Elle renforce les défenses anti-infectieuses et module l'activité du système immunitaire en jouant un rôle majeur dans la prévention des maladies auto-immunes.

• **Améliorer l'entrée d'antigènes** non hostiles par une meilleure mastication, une meilleure digestion et une amélioration de la barrière intestinale, grâce à une alimentation adaptée.

• **Ne pas se ruer chez le dermatologue** pour faire brûler des verrues et/ou des mollusca contagiosa. Ce sont des infections virales qui s'avèrent très utiles pour la maturation du système immunitaire des enfants. Les poxvirus des mollusca contagiosa, en particulier, stimulent le transfert Th 2/

Th 1 et font disparaître définitivement l'eczéma atopique chez les enfants qui en étaient atteints, même si les parents sont allergiques.

• **Enfin, recommander la prescription de ferments lactiques** (probiotiques) qui, en participant au maintien ou au rétablissement de l'équilibre bactérien intestinal, seront les alliés du fonctionnement harmonieux du système immunitaire.

5

Alimentation : les bons réflexes

Nourriture surabondante, apports en fibres probablement insuffisants, consommation trop importante de sucres, de protéines et de graisses, en particulier saturées. Voilà en bref le bilan nutritionnel de nos pays industrialisés. Les bactéries du microbiote intestinal essaient pourtant de nous aider à survivre en extrayant le plus de calories possible de notre alimentation. Mais elles s'adaptent trop lentement, faisant le lit de toutes les dysbioses à l'origine de maladies de surcharge, de pathologies inflammatoires (eczéma, asthme) et auto-immunes (diabète de type 1 et 2 en particulier) dont le point commun est l'augmentation de la perméabilité de la muqueuse intestinale. La prévalence de ces maladies ne cesse de croître d'année en année à travers le monde et dépasse largement les premières prédictions de l'OMS réalisées au début des années 2000. La suralimentation et le mode de vie sédentaire n'expliquent pas, à eux seuls, cette épidémie grandissante. C'est la perturbation de nos microbiotes, en particulier de la flore du tube digestif, qui en est la principale cause, aujourd'hui reconnue comme la plus consensuelle. Il devient donc impératif, comme le dit le Dr Rafal dans son livre *Ben mon côlon !*, de *« soigner son bouillon de culture »* grâce à la consommation de probiotiques.

BIO OU PAS BIO ?

L'agriculture biologique est un système de production agricole spécifique qui exclut l'usage d'engrais, de pesticides de synthèse et d'organismes génétiquement modifiés. Elle est basée sur la gestion rationnelle des différentes fractions du sol, dans le respect des cycles biologiques et de l'environnement. Elle tient compte des connaissances en écologie, pour une production de qualité, équilibrée, plus autonome, plus économe et non polluante.

Début 2017, l'agence bio a publié de nouveaux chiffres* sur le bio en France et bonne nouvelle : le bio connaît un bel essor, aussi bien pour la production que la consommation :

- 7 Français sur 10 consomment régulièrement bio en 2016.
- + 12 % de producteurs bio en 2016 par rapport à 2015.
- + 16 % des surfaces agricoles utiles en bio en 2016 par rapport à 2015.

Côté production, on note une croissance historique de l'offre bio, avec une augmentation de 11,5 % d'opérateurs bio sur le territoire et un nombre de conversions au bio record pour 2016. Les consommateurs français souhaitent donc avoir accès à du bio. Dans les enquêtes d'opinion, on retrouve toujours trois raisons principales de l'engouement en faveur du bio. Tout d'abord pour préserver leur santé (66 %), puis pour préserver l'environnement (58 %), enfin pour la qualité du goût (56 %). Les normes définissant le bio sont un bénéfice pour l'environnement, car elles excluent tout pesticide, fongicide, fertilisant, antibiotique, polymère, etc., la France étant le 1er pays européen pour l'utilisation de pesticides avec 78 000 tonnes de produits phytosanitaires répandus dans

* http://www.agencebio.org/sites/default/files/upload/documents/5_Communication/Relations_Presse/dp_bio_barometre_val.pdf

les champs pour 3 millions de tonnes par an dans le monde. Les produits phytosanitaires, qui sont présents dans 2/3 des produits classiques non bio, ne se retrouvent pas en effet dans les produits bio. Il semble donc qu'il y ait d'excellentes raisons de consommer bio.

Cependant, à y regarder de près, ce n'est pas forcément aussi évident. En effet, sept personnalités de l'écologie ont récemment donné une mèche de cheveux à l'association Générations futures. Les résultats des analyses sont consignés dans le neuvième rapport EXPPERT* sur l'exposition aux perturbateurs endocriniens. Or, sur environ 200 perturbateurs endocriniens recherchés, entre 36 et 68 ont été retrouvés chez les participants (bisphénols, polychlorobiphényles, pesticides…) avec des concentrations oscillant entre 9 031 pg/mg et 158 643 pg/mg.

Pourquoi le match « bio/pas bio » n'est-il pas joué ? Le Bio peut même être « l'arbre qui cache la forêt ». Car s'il y a des arguments « pour » et « contre » tout à fait valables, le plus dangereux réside dans la tentation de faire comme Confucius, qui disait que « lorsque le sage montre la lune, l'idiot regarde le doigt ». En se concentrant sur le « doigt » du bio, on peut se réjouir trop vite en oubliant la « lune » de la pollution environnementale globale qui nous contamine tous, bio ou pas bio ! Et l'inverse est vrai aussi. En regardant de trop près le « doigt » de l'aluminium vaccinal, on finit par oublier la « lune » de la protection vaccinale contre des maladies redoutables.

* http://www.generations-futures.fr

QUAND ET COMMENT DIVERSIFIER L'ALIMENTATION DU NOURRISSON ?

Le comité de nutrition de la Société européenne de gastro-entérologie, hépatologie et nutrition pédiatriques (ESPGHAN) vient d'actualiser son avis sur la diversification alimentaire des nourrissons, qui représente une étape importante de transition entre l'alimentation exclusive par du lait (maternel ou formule infantile) et une alimentation normale variée et diversifiée. Leurs recommandations s'adressent principalement aux nourrissons en bonne santé en Europe. Les experts préconisent l'allaitement maternel exclusif ou l'alimentation exclusive avec des préparations lactées pour nourrissons jusqu'à l'âge de quatre mois révolus. Les aliments liquides ou solides autres que le lait maternel ou les formules infantiles doivent être introduits dès l'âge de quatre mois (pas avant) et s'étaler jusqu'à six mois (pas après). Ce qui est un scoop par rapport aux anciennes préconisations qui interdisaient la diversification avant l'âge de six mois ! Commencer par les légumes et les fruits cuits puis crus puis introduire viande, poisson, œuf dur (entier) : une à deux cuillères à café. Introduire les céréales à base de gluten dès l'âge de quatre mois, sans excès.

Quelles saveurs et textures ?

Les nourrissons doivent se voir proposer des aliments de saveurs et de textures variées, y compris les légumes verts ayant un goût amer, même si cela ne répond pas à leur appétence naturelle, tout en poursuivant l'allaitement maternel ou artificiel. Le lait de vache entier ne doit pas être consommé en tant que boisson principale avant l'âge de douze mois. La consommation de grandes quantités de lait de vache est en effet associée à un apport excessif en énergie, en protéines et en graisses, et à l'inverse pauvre en fer. Or un excès d'apports protéiques au cours de la diversification alimentaire pourrait accroître le risque ultérieur de surpoids et d'obésité, notamment chez les nourrissons prédisposés.

Et les aliments allergéniques ?

Ils peuvent être introduits dès le début de la diversification alimentaire, après l'âge de quatre mois. Chez les nourrissons à haut risque d'allergie à l'arachide (eczéma sévère et/ou allergie à l'œuf), l'introduction de cet allergène doit se faire entre quatre et onze mois, après avis d'un praticien expert dans le domaine. Le gluten peut être introduit entre quatre et douze mois, en évitant la consommation en grande quantité au cours des premières semaines après son introduction et plus tard dans l'enfance. Il n'y a pas de preuve d'un impact de l'allaitement ou du non-allaitement sur le risque de maladie cœliaque. Les quantités optimales de gluten ne sont toutefois pas précisées dans les recommandations, qui s'appliquent de la même façon chez tous les bébés. Tous les nourrissons doivent consommer des aliments riches en fer, y compris de la viande et/ou des aliments enrichis en fer. Les aliments doivent être servis sans sel ni sucres ajoutés et les jus de fruits comme les boissons avec sucres ajoutés doivent être évités.

LES RÉGIMES D'ÉVICTION UTILISANT LES « LAITS » DE QUINOA, CHÂTAIGNE, NOISETTES, AMANDES SONT-ILS TOUS VALABLES ?

Ces produits ne sont pas des « laits ». Ce sont des boissons végétales qui ont un apport énergétique et lipidique insuffisant, des apports protéiques et une teneur en calcium inadaptés. Ils peuvent générer une carence d'apport en énergie, protéines, lipides, minéraux, vitamines ou oligo-éléments, qui aura des répercussions sur la croissance et le développement cérébral. Ces dernières seront d'autant plus sévères que l'insuffisance d'apport est précoce, importante et prolongée. Ces carences peuvent entraîner un état de malnutrition ou des désordres métaboliques sévères pouvant conduire à des complications graves, infectieuses en particulier.

Et les autres laits d'origine animale ?

Les laits de riz et les autres laits d'origine animale (chèvre, ânesse, jument, etc.) peuvent être utilisés comme une alternative au lait de vache en l'absence de lait maternel s'ils sont « maternisés », c'est-à-dire si leur composition a été rendue proche de celle du lait maternel. Et bien entendu sous contrôle médical strict par le pédiatre.

FAUT-IL LEUR DONNER DES PROBIOTIQUES ?

L'appellation officielle des probiotiques est « ferments lactiques ». Les probiotiques (étymologiquement *« favorables à la vie »*) sont des micro-organismes utiles qui constituent les différents microbiotes (ou flores) de l'organisme. Leur présence permet notamment de contrer la prolifération des micro-organismes nuisibles. Les probiotiques agissent par trois principaux mécanismes :

- Ils modulent l'activité du système immunitaire intestinal, en renforçant l'immunité lorsqu'elle est faible, par exemple au moment du développement du système immunitaire chez l'enfant. Ils diminuent également la suractivation du système immunitaire, notamment dans les cas d'allergies ou de maladies inflammatoires de l'intestin.
- Ils augmentent la fonction de barrière de la muqueuse intestinale, par exemple en accentuant la production de mucus et/ou des anticorps de type IgA.
- Ils développent des effets antimicrobiens directs en prenant la place des bactéries pathogènes (phénomène de compétition) et en les empêchant d'adhérer aux parois intestinales. Ils contribuent, de ce fait, à la digestion des aliments.

Le meilleur probiotique est le lait humain !

DIVERSITÉ DES SOUCHES PROBIOTIQUES UTILISÉES EN MÉDECINE HUMAINE*

Souches (désignations alternatives)	**Nom commercial**	**Fabricant**
Bifidobacterium animalis DN 173 010	Activia	Danone/Dannon
Bifidobacterium animalis subsp. Lactis Bb-12	Chr. Hansen	
Bifidobacterium breve Yakult	Bifiene	Yakult

→

* D'après F. Guarner *et al.*, « Prébiotiques et probiotiques », WGO Global Guideline, 2011, p. 8.

DIVERSITÉ DES SOUCHES PROBIOTIQUES UTILISÉES EN MÉDECINE HUMAINE		
Souches (désignations alternatives)	**Nom commercial**	**Fabricant**
Bifidobacterium infantis 356 24	Align	Procter & Gamble
Bifidobacterium lactis HN019 (DR10)	Howaru Bifido	Danisco
Bifidobacterium longum BB536		Morinaga Milk Industry
Enterococcus LAB SF 68	Bioflorin	Cerbios-Pharma
Escherichia coli Nissle 1917	Mutaflor	Ardeypharm
Lactobacillus acidophilus LA-5		Chr. Hansen
Lactobacillus acidophilus NCFM		Danisco
Lactobacillus casei DN-114 001	Actimel, DanActive	Danone/Dannon
Lactobacillus casei CRL431		Chr. Hansen
Lactobacillus casei F19	Cultura	Aria Foods
Lactobacillus casei Shirota	Yakult	Yakult
Lactobacillus johnsonii La1 (Lj1)	LC1	Nestlé
Lactococcus lactis L1A	Norrmejerier	
Lactobacillus plantarum 299V	GoodBelly, Proviva	NextFoods Probi
Lactobacillus reuteri DSM 17938	L reuteri Protectis	BioGaia
Lactobacillus rhamnosus ATCC 53013 (LGG)	Vifit et autres	Valio
Lactobacillus rhamnosus LB21	Verum	Norrmejerier
Lactobacillus salivarius UCC118		
Saccharomyces cerevisiae (boulardii) lyo	DiarSafe, Ultralevure, etc.	Wren Laboratories, Biocodex, etc.

Les homéopathes sont à l'avant-garde depuis très longtemps ! Même si le terme « probiotique » date de 1965, la découverte des ferments lactiques et de leur action globale sur l'organisme ne date pas d'hier. Sous différentes formes spécifiques à chaque culture, les produits fermentés sont utilisés depuis les temps immémoriaux. Ce n'est qu'au début du XXe siècle que leurs vertus ont été comprises n'est qu'au début du XXe siècle que leurs vertus ont été comprises par le biologiste russe Élie Metchnikoff. Mais leur apparition dans le paysage médical, elle, est récente. Tellement récente que la médecine factuelle (*evidence based medicine*) n'a pas encore prouvé formellement l'utilité des pré- et probiotiques. En effet, la commission de transparence de la HAS a estimé, en 2005, que leur service médical rendu était insuffisant*. Simplement, depuis cette date, de nombreux progrès ont été faits dans la connaissance des microbiomes humains et animaux, rendant les preuves de leur action et de leur utilité thérapeutique de plus en plus criantes et de plus en plus admises par la communauté scientifique. Néanmoins, comme à l'accoutumée dans les domaines qui concernent la science, il ne vient à l'esprit de personne aujourd'hui de rendre hommage à des collègues de génie qui, avec près d'un siècle d'avance, ont découvert l'importance thérapeutique des éléments bactériens du microbiote intestinal dans le domaine médical.

Ainsi, aux alentours de l'année 1925, un bactériologiste de Londres, le Dr Edward Bach (1886-1936), découvre que certains coliformes (grosse entérobactérie fermentant le lactose avec production de gaz) intestinaux à Gram négatif ne fermentant pas le lactose et appartenant au groupe anciennement appelé « groupe typhoïde » (« entérobactéries » aujourd'hui) avaient un rapport étroit avec certaines maladies chroniques et leur traitement. Ces germes sont présents chez des individus en bonne santé et chez des malades, mais dans le dernier cas ils sont pathogènes. Le Dr Bach a isolé les bacilles et les a prescrits aux patients sous forme de « vaccin autogène » et a prétendu traiter certaines maladies. Des années après, il pense à diluer/dynamiser ces « vaccins » selon le principe homéopathique, et à les a administrer en dilutions infinitésimales. Il guérit de très

* « Effets des probiotiques et prébiotiques sur la flore et l'immunité de l'homme adulte », MAFSSAPS, février 2005.

nombreux patients de maladies digestives et extra-digestives, ce qui était très novateur pour l'époque ! Les nosodes (produits pathologiques tissulaires ou extraits de sécrétions morbides d'origine animale, végétale ou humaine, dilués et dynamisés selon la technique homéopathique) intestinaux étaient nés : il s'agissait de médicaments préparés à partir des cultures de bactéries intestinales ne fermentant pas le lactose, comme certains de nos probiotiques modernes. Ils n'étaient pas pathogènes, bien qu'ils soient qualifiés de « nosodes ». On les appelle aujourd'hui officiellement des « biothérapiques ».

Les expérimentations sur les biothérapiques intestinaux se sont poursuivies, mais n'ont pas été conduites selon la stricte méthode hahnemannienne, comme la plupart des médicaments homéopathiques actuellement existants. Ce que nous connaissons d'eux repose simplement sur l'observation clinique des sujets malades. La première revue complète de ces cas cliniques guéris a été réalisée en 1929 par Thomas Dishington (médecin britannique orthodoxe du siècle dernier converti à l'homéopathie) sur le germe appelé « dysenterie Co », appartenant aujourd'hui à l'espèce *Shigella*. Puis, en 1930, le Dr Bach a brièvement récapitulé les indications médicales pour la plupart des nosodes.

Un collègue du Dr Bach, le Dr John Paterson (1890-1955), de Glasgow, et son épouse Elizabeth se sont concentrés sur cette recherche après 1930. Ils ont étudié plus profondément les caractéristiques de la flore intestinale, particulièrement son rôle dans la santé, la maladie et dans les expérimentations médicamenteuses. Ils ont examiné plus de 20 000 spécimens de selles et ont conduit leurs recherches sur vingt ans. John Paterson en est venu aux conclusions suivantes :

- La flore non pathogène du tube digestif, en particulier celle ne fermentant pas le lactose (appelée en 1929 *Bacterium coli*), subit des changements importants lorsque le sujet est en état de maladie.

- L'équilibre de la flore intestinale est perturbé dans la maladie.
- On observe également des changements semblables lors des expérimentations.

Paterson a préconisé la recommandation spécifique concernant la dilution, la dose et la répétition des nosodes intestinaux. Il a rapporté chaque nosode à un groupe de remèdes homéopathiques.

LES BIOTHÉRAPIQUES UTILISÉS PAR BACH ET PATERSON				
Taxonomie 1933	**Taxonomie moderne**	**Famille**	**Synonyme**	**Mots clés**
Bacterium Morgan pure (Paterson)	*Proteus morganii pure*			Congestion
Mutabile (Bach)	*Escherichia coli mutabile*		*Bacterium coli*	*Pulsatilla*
Morgan-Gärtner (Paterson)	*Proteus morganii* (Paterson)			Enfants caractériels, opposants
Bacillus No.7 (Paterson)	*Edwardsiella*	*Enterobacteriaceae*		Fatigue physique et mentale
GÄRTNER	*Salmonella entertidis*	*Enterobacteriaceae*		Malnutrition, maladie cœliaque
DYSENTERY Compound (Bach)	*Bacterium dysenteriae*	*Enterobacteriaceae*	*Shigella*	Tension nerveuse, anticipation
SYCOTIC CO. (Paterson)	*Streptococcus faecalis*		*Bacillus sycoccus*	Irritabilité, inflammation des synoviales
Bacterium FAECALIS (Bach)	*Faecalis alkaligenes*			*Sepia*

ET LES PRÉBIOTIQUES ?

À la différence des probiotiques qui sont des organismes vivants, les prébiotiques sont des fibres alimentaires non digérées par l'intestin humain, mais particulièrement appréciées par les bactéries intestinales. Les fibres alimentaires sont les parties d'origine végétale non transformées par les enzymes de la digestion, mais indispensables au bon fonctionnement du transit intestinal. Si les prébiotiques sont des fibres, toutes les fibres n'ont pas un effet prébiotique. C'est pourquoi le concept a été défini précisément par Glenn R. Gibson* et Marcel B. Roberfroid** en 1995. Les prébiotiques sont des composants alimentaires non digestibles qui affectent de façon bénéfique l'hôte en stimulant la croissance ou l'activité d'une ou d'un nombre limité de souches de bactéries bénéfiques dans le côlon, en augmentant la composition de ce microbiote intestinal en bifidobactéries et en lactobacilles, au détriment de bactéries potentiellement dangereuses comme, par exemple, *Fusobacterium nucleatum* : cette bactérie pro-inflammatoire est connue aujourd'hui pour jouer un rôle important dans l'apparition du cancer colorectal.

Les composants prébiotiques sont en règle générale des oligosaccharides de type fructo-oligosaccharides (FOS) ou galacto-oligosaccharides (GOS). Des recommandations concernant leur utilisation en nutrition infantile ont été publiées en 2016 pour l'enrichissement des préparations lactées infantiles (anciennement « laits maternisés »). Mais on connaît d'autres prébiotiques : lactulose, cellulose, hémicellulose, pectine, lignine, gommes (gomme arabique, provenant d'un arbre, gomme de guar et gomme de caroube provenant d'une graine, agar-agar, alginate et carraghénanes provenant d'algues, inuline, présente dans la chicorée).

* MRC Dunn Clinical Nutrition Centre, Cambridge, Royaume-Uni.
** Unité de biochimie toxicologique et cancérologique, département des sciences pharmaceutiques, université catholique de Louvain, Bruxelles, Belgique.

Surtout, on trouve ces fibres dans de nombreux légumes (fèves, pois chiches, endives, ail, asperges, lentilles, poireaux…), fruits (banane verte) et dans les céréales (orge, seigle, riz…).

ATTENTION AVEC LES FIBRES !

Il faut néanmoins être prudent avec les conseils nutritionnels stipulant qu'il faut manger beaucoup de fibres. Car ce sont les mêmes polysaccharides des fibres alimentaires qui entrent dans la composition de ce qu'on appelle les « biofilms », dont les chercheurs ont montré l'association avec certaines résistances aux antibiotiques et certains cancers du côlon.

QUE FAIRE AVEC LES SUPPLÉMENTATIONS ?

En fluor, c'est non !

Dans les régions où l'eau de distribution contient moins de 0,3 mg/l (300 µg/l) de fluor, la dose prophylactique optimale est de 0,05 mg (50 µg) de fluor/kg/jour sans dépasser 1 mg/j (1 000 µg/j), tous apports fluorés confondus (rappel : 1 mg = 1 000 µg).

L'utilisation du fluor fait l'objet d'enjeux mondiaux. Il projette une image symbolique qui tourne autour du sommeil et de la mort. Faisant partie des principaux dérivés de la fabrication de l'aluminium, son accumulation à long terme engendre des effets néfastes en matière de santé, tels que la destruction de l'émail des dents, le développement de maladie (ostéoporose), de troubles cardiaques et psychiques, et même de dégâts génétiques. Le fluorure de sodium interfère avec l'un des neurotransmetteurs les plus importants, l'acétylcholine. Les effets toxiques du fluor à haute dose ne sont plus mis en doute quand on sait qu'il entre dans la composition des insecticides et des bactéricides. Ses effets psychiques, quant à eux, ont été démontrés par les savants allemands. Et même à faibles doses, le fluor peut engendrer des complications chez des sujets sensibles, comme le sont les enfants appartenant au terrain « fluoro-sycotique ». C'est la raison pour laquelle il faut être prudent avec cet élément.

QU'EST-CE QU'UN NEUROTRANSMETTEUR ?

Un neurotransmetteur (ou neuromédiateur) est une molécule chimique qui assure la transmission des messages d'un neurone à l'autre, au niveau des synapses. La molécule libérée par un neurone lors d'une stimulation se fixe à un récepteur sur un autre neurone, ce qui entraîne la transmission de l'influx nerveux, ou à un récepteur sur une cellule cible, déclenchant divers effets dans un organe.
Exemples de neurotransmetteurs : acétylcholine, adrénaline, noradrénaline, sérotonine, dopamine, histamine, glutamate, neuropeptides...

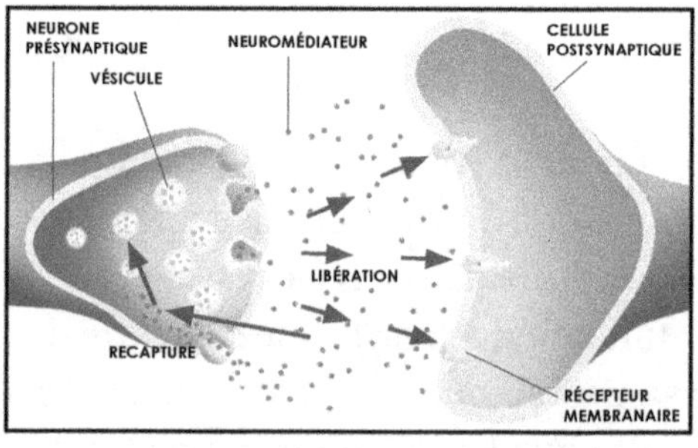

UNE SYNAPSE ET SES ÉCHANGES DE NEUROTRANSMETTEUR

La fluorisation généralisée peut être une forme de contrôle social par l'effet sédatif qu'elle engendre. Il existe plus de soixante tranquillisants pharmaceutiques sur le marché. Il y a deux formes de base des tranquillisants halogénés, les majeurs et les mineurs. Les « mineurs » sont à base de chlore ou de brome. Les « majeurs » sont tous à base de fluor, et leur puissance est calculée selon le taux de fluor, qu'ils renferment. Le fluor est un ingrédient de base de plusieurs drogues psychoactives, incluant le Prozac® (chlorhydrate de fluoxétine, fluoxétine hydrochloride), le Paxil® et le Luvox® canadiens. Le flunitrazépam ou Rohypnol® (du Valium® fluoré), appelé aussi « roofies », « roachies », « rope », « rophies », « ruffies », est une benzodiazépine vingt à trente fois plus puissante que le Valium®. Elle est aussi connue sous le nom populaire de « drogue du viol », car lorsqu'elle est glissée subrepticement dans une boisson, ses effets sédatifs empêchent la victime de résister à une agression sexuelle.

En plus des tranquillisants, les anesthésiques contiennent presque tous du fluor, contribuant à l'effet d'abrutissement de la population : par des doses répétées de fluor, même en quantités infinitésimales, ils provoquent chez les individus une réduction du pouvoir à résister à la domination. Les plus populaires de ces gaz qui vous font dormir dans les hôpitaux sont :

- le fluoxène ;
- l'isoflurane (Forane®), encore utilisé car présentant une faible toxicité ;
- le méthoxyflurane (Penthrane®), abandonné dans les années 1970 en raison de sa toxicité ;
- l'enflurane (Ethrane®), abandonné dans les années 1980 en raison de sa toxicité ;
- l'halothane (Fluorothane®, Somnothane®), qui reste utilisé dans les pays en voie de développement.

Les gaz meurtriers utilisés pendant les guerres sont des halogénés. Les gaz lacrymogènes et autres gaz utilisés pour la dispersion des foules sont à base soit de chlore, soit de brome. Les gaz mortels comme le soman (pinacolyl methlphosphonofluoridate) et le sarin (isopropyl methylphosphonofluoridate), sont tous les deux à base de fluor. Enfin, le chlorhydrate de benfluorex est le MEDIATOR®, de funeste mémoire.

LES SEPT POINTS CLÉS DE LA PRÉVENTION DE LA CARIE DENTAIRE ET LES RÈGLES D'UTILISATION DU FLUOR AVANT L'ÂGE DE DIX-HUIT ANS

1. La carie dentaire est une maladie multifactorielle faisant intervenir des facteurs liés au sujet, au microbiote buccal et à l'alimentation.

2. La prévention de la carie dentaire passe par :
- l'éducation à une hygiène bucco-dentaire adaptée,
- l'éducation à une bonne hygiène alimentaire,
- une bonne utilisation des fluorures,
- une consultation précoce et régulière chez le chirurgien-dentiste.

3. Les fluorures ont démontré leur efficacité en prévention de la carie dentaire. Leur usage topique (c'est-à-dire local) est le plus efficace. L'usage systémique doit être modulé en fonction du risque carieux, en raison des risques de fluorose.

4. Quel que soit le niveau de risque carieux d'un enfant, la mesure la plus efficace de prévention des lésions carieuses est un brossage au minimum biquotidien des dents avec un dentifrice fluoré dont la concentration en fluor est inférieure ou égale à 500 ppm (ppm signifie « partie pour million »), car les enfants avalent plus de 50 % du dentifrice. Il faut ensuite adapter cette concentration à l'âge. Ce brossage doit être

réalisé ou assisté par un adulte chez les enfants de moins de six ans ou peu autonomes.
5. Les enfants à risque carieux élevé doivent bénéficier de mesures de prévention et d'une prise en charge spécifique par un chirurgien-dentiste. Des outils complémentaires au brossage des dents doivent être proposés.
6. Compte tenu de la diversité des apports en fluor (eau, sel, dentifrice ingéré...), toute prescription de fluor médicamenteux (gouttes/comprimés) doit être précédée d'un bilan personnalisé des apports journaliers en fluor.
7. Afin d'éviter la survenue d'une fluorose dentaire, il faut contrôler l'administration des fluorures chez les jeunes enfants (avant six ans). Ceci nécessite de réaliser périodiquement un bilan fluoré et de restreindre l'utilisation de fluorures systémiques à une seule source. Dès 2008, l'Agence nationale de sécurité du médicament ou ANSM (l'AFSSAPS à l'époque), indiquait que la prescription systématique de fluor médicamenteux était inutile avant l'âge de six mois et devait ensuite s'apprécier en fonction du risque de carie de chaque enfant.

En vitamine D, c'est oui !

Il est toujours recommandé de supplémenter le nourrisson et l'enfant en vitamine D, car les mères sont actuellement moins exposées au soleil qu'elles ne l'étaient à d'autres périodes de l'évolution humaine. Leurs réserves en vitamine D étant moins importantes, cela induit un risque d'hypocalcémie néonatale, suivi du risque d'une moins bonne minéralisation osseuse ultérieure pouvant être à l'origine d'un rachitisme. De plus, on connaît mieux aujourd'hui le rôle de la vitamine D (qui n'est pas une vitamine en réalité, mais une véritable hormone) dans la prévention des infections chez l'enfant et de certains cancers chez l'adulte.

UNE IDÉE REÇUE : LA VITAMINE D N'EST PAS UNE VITAMINE MAIS UNE HORMONE

Qu'est-ce qu'une vitamine ?

Une vitamine est une substance organique indispensable au bon fonctionnement de l'organisme, dont le corps humain ne peut généralement pas faire la synthèse tout seul. Son apport alimentaire est donc indispensable. Elle agit en tant que catalyseur dans le métabolisme périphérique en l'harmonisant.

Qu'est-ce qu'une hormone ?

Une hormone est une substance sécrétée par une glande endocrine, libérée dans la circulation sanguine et destinée à agir de manière spécifique sur un ou plusieurs organes cibles afin d'en modifier le fonctionnement. Elle agit directement sur le génome cellulaire en levant la commande de certains gènes qui codent pour la fabrication de protéines. C'est le cas pour la vitamine D, qui est en fait une véritable hormone et non une vitamine.

En dehors des huit premiers jours et de la fin du premier mois, il n'est plus nécessaire d'administrer de la vitamine K en supplémentation, en particulier tant que dure l'allaitement maternel, comme cela était pratiqué il y a encore quelques années.

LES CONSEILS NUTRITIONNELS DE L'AGENCE NATIONALE DE SÉCURITÉ SANITAIRE DE L'ALIMENTATION, DE L'ENVIRONNEMENT ET DU TRAVAIL (ANSES)

Dans son avis du mois de février 2017, l'Anses a émis quelques préconisations concernant nos assiettes, qui peuvent sembler surprenantes venant d'un organisme d'État dont on pourrait s'attendre à ce qu'il minimise les dangers de l'environnement. Il n'en est rien. Tout d'abord, l'Anses rappelle qu'il est important de limiter notre consommation de viandes (hors volailles) et encore plus de charcuteries et de boissons sucrées. Elle insiste également sur les bienfaits des fruits et des légumes. Elle recommande d'attribuer une grande place aux légumineuses, aux produits céréaliers et à certaines huiles végétales. Elle recommande ainsi de consommer plus et plus régulièrement de légumineuses (lentilles, fèves ou pois chiches), de privilégier les produits céréaliers les moins raffinés (pains, pâtes et riz complets ou semi-complets) et de favoriser la consommation d'huiles végétales riches en acide alpha-linolénique (huiles de colza et de noix). Enfin, pour limiter les niveaux d'exposition à certains polluants, comme l'arsenic, l'acrylamide (utilisé dans l'industrie des plastiques), le plomb, les pesticides, les additifs alimentaires ou encore les métaux lourds contenus dans nos aliments, elle préconise de diversifier son régime alimentaire et les sources d'approvisionnement.

PARTIE 3

Soigner ses enfants au quotidien : prévenir et traiter

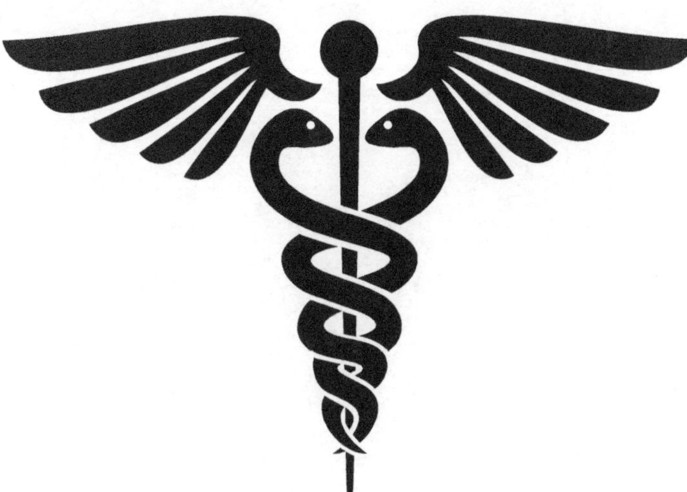

1

Les neuf règles d'or pour bien soigner les enfants

Faire de la médecine au quotidien pour un pédiatre « classiquement » formé grâce à treize années d'études après le bac, c'est prescrire environ une vingtaine de molécules, pas plus ! Car l'ANSM nous a retiré beaucoup de médicaments à usage pédiatrique en raison de leurs effets néfastes potentiels. Pour bien soigner les enfants, il y a neuf règles d'or...

PREMIÈRE RÈGLE, L'AUTOCRITIQUE !

Et pour soigner au mieux, il faut déjà savoir se critiquer soi-même et regarder attentivement ce que nous prescrivons aux enfants au quotidien. C'est alors qu'on commence à avoir des doutes sur l'innocuité à long terme des quelques médicaments qu'il nous reste. Un exemple de traitement courant du pédiatre : le Doliprane®, soluté 2,4 %, utilisé pour contrebalancer les mauvais effets de la fièvre et de la douleur.

COMPOSITION DU DOLIPRANE®	
Principe actif	Paracétamol
Excipients	• sorbitol à 70 % cristallisable • fraise arôme • sorbitol • azorubine (E 122) • alcool benzylique • p-hydroxybenzoate d'éthyle E214 • p-hydroxybenzoate de méthyle • p-hydroxybenzoate de propyle • gomme xanthane • propylène glycol • maltitol liquide (lycasin) • acide citrique anhydre • eau purifiée • butyrate d'éthyle • acide malique • aniline

Les trois excipients p-hydroxybenzoate d'éthyle, p-hydroxybenzoate de méthyle, p-hydroxybenzoate de propyle, connus sous le nom générique de Nipasept, sont des parabènes. Et on connaît de mieux en mieux les effets des parabènes, qui sont des perturbateurs endocriniens qui activent certains récepteurs hormonaux, même à faibles doses.

L'azorubine (E 122) est listée comme *probablement ou certainement cancérigène* par l'Association pour la recherche thérapeutique anticancéreuse (ARTAC). Les colorants pétrochimiques dont l'azorubine fait partie peuvent induire ou amplifier le syndrome d'hyperactivité chez l'enfant.

Plus rarement, l'azorubine manifeste un potentiel allergène, de l'urticaire, de l'asthme, divers troubles gastro-intestinaux. Par le passé, l'azorubine a été interdite dans plusieurs pays, dont les États-Unis, le Canada, la Norvège, la Suède et le Japon. Deux autres exemples :

FLUOSTÉROL®	STÉROGYL®
Principes actifs : • fluorure de sodium • cholécalciférol **Excipients :** • alpha-tocophérol (Coviox T 70, • parahydroxybenzoate de propyle sodique • parahydroxybenzoate de méthyle sodique • arôme fruits rouges (butyrate d'éthyle, isovalérate d'éthyle, butyrate d'isoamyle, propylène glycol, bêta ionone, maltol, gamma undecalactone, vanilline, benzoate de benzyle, oxyphenylon) • saccharine sodique • huile de ricin hydrogénée polyoxyéthylénée (Cremophor RH 40) • maltitol liquide • eau purifiée • phosphate disodique dodécahydraté • acide citrique anhydre	**Principe actif :** • ergocalciférol **Excipients :** • hydroquinone • alcool éthylique à 96,2 % (14 mg par goutte) • eau purifiée

Dans ce dernier exemple, on voit qu'il y a de l'alcool éthylique, alors que l'alcool est contre-indiqué chez les enfants et les femmes enceintes ! Il y a donc beaucoup de choses dans les produits que nous prescrivons aux enfants…

DEUXIÈME RÈGLE, UTILISER DES ALLIÉS UTILES : PROBIOTIQUES, FER ET VITAMINES

De nos jours, que les enfants soient vus en consultation pour des otites à répétition, de l'asthme ou des rhino-pharyngites, dans toute situation pathologique chronique moderne, on peut parier qu'ils ont pris au moins une fois (sinon une multitude de fois !) des antibiotiques et des corticoïdes. C'est la raison pour laquelle il faut prendre l'habitude, devant toute situation clinique, d'évaluer la pertinence de la prescription de trois alliés puissants :

1. **Les probiotiques**, dont on a montré qu'ils peuvent rendre des vaccins plus efficaces. Par exemple, *Lactobacillus rhamnosus* GG et *Lactobacillus acidophilus* CRL431 peuvent améliorer la réponse de votre enfant au vaccin pentavalent contre la diphtérie, le tétanos, la coqueluche, la poliomyélite et l'*Haemophilus influenzae* (DTCPH) en stimulant son système immunitaire. Et bien entendu, ils permettent de restaurer le microbiote endommagé par les cures antibiotiques, en particulier le *Lactobacillus reuteri*.
2. **Le fer** : l'inflammation chronique chez l'enfant finit par avoir pour conséquence une carence en fer, qui génère elle-même une baisse de l'immunité, d'où le cercle vicieux : maladie – carence – anémie – perte d'appétit – carence – maladie.

CAS PRATIQUE :
UNE CONSULTATION PRÉVENTIVE

Lisa, vingt et un mois, m'est amenée pour chercher ensemble une solution préventive, car elle ne cesse d'être malade. En effet, à l'examen du carnet de santé, on constate treize consultations dans les huit mois qui ont précédé et dix cures d'antibiotiques ! La principale raison de ces cures était des « otites », survenant au moment des poussées dentaires. D'après la maman, le médecin parlait « d'oreilles rouges », c'est-à-dire d'otites congestives. Par ailleurs, les réveils nocturnes s'améliorent lorsqu'on donne du paracétamol. Elle a vu un ORL deux mois avant : rien de grave, ce sont les trompes d'Eustache qui dysfonctionnent, mais pas d'inquiétude concernant une otite séreuse. En dehors du **traitement de fond homéopathique**, mon ordonnance a consisté en la prescription de **fer** et d'un **probiotique**, *Lactobacillus reuteri*. Lisa est revue sept mois après, et la maman se félicite de l'amélioration spectaculaire obtenue. D'autant que lors de la seule otite fébrile que Lisa ait faite en sept mois, elle a refusé obstinément de prendre l'antibiotique et la cortisone prescrits par le médecin traitant. L'otite aiguë a guéri rapidement grâce à un traitement homéopathique.

3. **Les vitamines** : l'enfant qui est tout le temps malade a très souvent une perte d'appétit qui génère toutes sortes de carences, et pas seulement en fer. Il faut donc avoir la supplémentation facile. On peut y ajouter des oligoéléments et des huiles essentielles. Mais attention ! Les oligoéléments sont contre-indiqués avant l'âge de six ans. Les huiles essentielles, elles, sont contre-indiquées chez l'enfant avant dix ans et pendant la grossesse…

D'une façon générale, les huiles essentielles sont fortement déconseillées aux enfants de moins de dix ans, aux femmes enceintes ou en période d'allaitement, ainsi qu'aux enfants souffrant de troubles neurologiques tels que l'épilepsie ou ayant présenté des antécédents de convulsions avec fièvre. Ceci est particulièrement vrai pour les huiles les plus puissantes, celles qui contiennent des cétones, comme l'anis vert, le curcuma, le cèdre de l'Atlas, l'eucalyptus dans trois de ses 600 formes (mentholé, globuleux et à cryptone), la menthe verte et poivrée ou encore le romarin à camphre et à verbénone (substance contenue dans certains romarins), qui présentent des risques abortifs et neurotoxiques. En résumé en ce qui concerne le mode d'utilisation, il faut savoir que toute application cutanée est contre-indiquée chez les enfants de moins de sept ans, et que toute prise orale l'est pour les enfants de moins de dix ans.

TROISIÈME RÈGLE : LA VACCINATION RAISONNABLE

La vaccination, utilisée à bon escient, est un acte préventif qui sauve des vies et prévient des complications séquellaires de certaines maladies.

- Les vaccins strictement obligatoires en France sont : diphtérie/tétanos/polio.
- Les vaccins fortement recommandés sont : coqueluche/*Haemophilus*/pneumocoque/rougeole/oreillons/rubéole.
- Les vaccins recommandés en France sont : hépatite B/méningocoque C.
- Les vaccins facultatifs sont tous les autres (varicelle, rotavirus, hépatite A…).
- Le vaccin contre le méningocoque B n'est pas recommandé en routine chez l'enfant aujourd'hui. Il sera sans doute très utile dans l'avenir, car ce germe est la première cause de méningite en France.

LE CALENDRIER VACCINAL 2017

	Vaccins contre :	Naissance	2 mois	4 mois	11 mois	12 mois	16-18 mois	6 ans
Recommandations générales	Diphtérie (D), Tétanos (T) Poliomyélite inactivé (Polio)		DT Polio	DT Polio	DT Polio			DT Polio
	Coqueluche acellulaire (Ca)		Ca	Ca	Ca			Ca
	Haemophilus influenzae b (Hb)		Hb	Hb	Hb			
	Hépatite B (Hep B)		Hep B	Hep B	Hep B			
	Pneumocoque (Pn conj)		Pn^{2}conj	Pn^{2}conj	Pn^{2}conj			
	Méningocoque C (vaccin conjugué)					1re dose		
	Rougeole (R) Oreillons (O) Rubéole ®					1re dose	2e dose	
	Papillomavirus humains (HPV)							

Source : ministère des Affaires sociales et de la Santé.

À noter que les choses peuvent changer dès le 1er janvier 2018, si le ministère suit les conclusions du Comité d'orientation de la concertation citoyenne sur la vaccination, qui a rendu son rapport au mois de novembre 2016 en recommandant *« un élargissement temporaire du caractère obligatoire des vaccins recommandés de l'enfant jusqu'au premier rappel, assorti d'une clause d'exemption et de leur gratuité »*. Autrement dit, les onze vaccins de la petite enfance dont les 8 aujourd'hui simplement recommandés deviendront obligatoires à partir de 2018, a déclaré M. le Premier ministre Édouard Philippe dans son discours de politique générale à l'Assemblée nationale le 4 juillet 2017.

QUATRIÈME RÈGLE : AGIR SUR LES ADJUVANTS VACCINAUX

Les patients nous posent aujourd'hui beaucoup plus de questions sur la dangerosité des vaccins, liée aux adjuvants qu'ils contiennent, que sur leur utilité. À force de dénoncer les effets éventuellement néfastes de l'aluminium en tant qu'adjuvant vaccinal par exemple, on finit par oublier que la vaccination sauve des vies et qu'elle est un des moyens préventifs qui a le plus fait reculer les fléaux infectieux depuis Edward Jenner* (1796). Il faut ainsi savoir raison garder, et informer avec conviction les parents inquiets en leur délivrant une information honnête, à la recherche d'un consentement éclairé, comme le stipulent les articles 35 et 36 du Code de déontologie médicale.

La polyvaccination, dont il ne s'agit pas de contester les fondements et l'utilité, mais qu'il est possible d'accompagner intelligemment afin d'en obtenir le bénéfice maximal avec le minimum d'effets secondaires, peut aussi jouer un rôle dans l'intoxication, en parallèle avec les polymédications chimiques et les nombreuses maladies virales (HIV, cytomégalovirus ou CMV, herpès, hépatites, papillomavirus, grippes…), dont la plupart ne sont pas couvertes par un vaccin et qui laissent parfois des complications sérieuses.

Il est ainsi intelligent de proposer, dans tous les cas, un « drainage vaccinal » homéopathique dans les suites de la vaccination. Cette attitude permet d'avoir « le beurre » de la protection vaccinale et « l'argent du beurre » de la protection environnementale et de la « non-toxicité » du vaccin. Ce drainage vaccinal repose sur

* (1748-1823). Scientifique et médecin anglais connu comme le premier à avoir introduit et étudié le vaccin contre la variole.

l'administration de quelques médicaments homéopathiques très ciblés, spécifiques de chaque vaccin.

Après la vaccination par l'Infanrix tetra® (contre-indiqué avant l'âge de seize mois ; dans ce cas, remplacer par Tetravac acellulaire®) ou Infanrix quinta® (ou Pentavac®) :

- une dose globules de SILICEA 15 CH le lendemain,
- et sept jours après, en fonction du vaccin pratiqué, une dose-globules d'INFANRIX TETRA 15 CH Hétéro-isopathique ou d'INFANRIX QUINTA 15 CH Hétéro-isopathique,
- une dose globules de THUYA OCCIDENTALIS 15 CH quatorze jours après,
- une dose globules de PERTUSSINUM 15 CH le 21e jour.

Après le BCG SSI (vaccin contre la tuberculose) :

- THUYA OCCIDENTALIS 15 CH une dose globules le lendemain,
- VAB 15 CH une dose globules le 10e jour suivant,
- TUBERCULINUM 15 CH 1 dose-globules le 21e jour.

Après le Priorix® ou MMR Vax Pro® :

- THUYA OCCIDENTALIS 9 CH une dose globules le lendemain,
- MORBILLINUM 15 CH une dose globules huit jours après,
- DILUTION DE VACCIN ROR 15 CH Hétéro-isopathique une dose globules dix jours après.

Après le Prevenar® :

- STREPTOCCINUM 15 CH une dose globules au 5e jour,
- DILUTION DE VACCIN ANTIPNEUMOCOCCIQUE Hétéro-isopathique 15 CH une dose globules le 10e jour.

Après le vaccin Typhim ® :

- BAPTISIA TINCTORIA 9 CH une dose globules dix jours après.

Après le vaccin antitétanique :

- MAGNESIA PHOSPHORICA 9 CH une dose globules dix jours après.

Après le vaccin contre la fièvre jaune :

- CROTALUS CASCAVELLA 9 CH une dose globules dix jours après.

Après le vaccin anticoquelucheux :

- DROSERA ROTUNDIFOLIA 30 CH une dose globules au 21e jour.

Après Infanrix hexa® :

- PHOSPHORUS 15 CH une dose globules au 7e jour,
- INFANRIX HEXA 15 CH Hétéro-isopathique une dose globules au 10e jour.

Après Engerix® ou Genevac B® :

- PHOSPHORUS 15 CH une dose globules au 7e jour,
- ENGERIX 15 CH Hétéro-isopathique une dose globules au 10e jour.

Après vaccination par le méningocoque C (Menjugate®, Neisvac®, Meningitec®)

- MENINGITEC 15 CH Hétéro-isopathique une dose globules dix jours après,
- ou DILUTION DE VACCIN ANTIMENINGOCOCCEMIQUE A+C 15 CH Hétéro-isopathique une dose globules dix jours après.

Après toute vaccination :

- ARNICA MONTANA 7 CH, dans tous les cas,
- HYPERICUM PERFORATUM 7 CH en granules, en prévention, éventuellement, du « traumatisme » et de la « plaie par piqûre »,
- GELSEMIUM SEMPERVIRENS 15 CH pour la persistance de l'inflammation et de son cortège neurovégétatif,
- ALUMINA 9 CH une dose globules au 14e jour.

CAS PRATIQUE

PALLIER LES CONSÉQUENCES VACCINALES CHEZ UN NOURRISSON DE DEUX MOIS ET DEMI

Le petit Vincent, deux mois et demi, vient de recevoir, conformément au calendrier vaccinal, sa première injection du vaccin Infanrix quinta® (ou Pentavac®). Dans le but de pallier les conséquences postvaccinales éventuelles à court et à moyen terme, l'ordonnance du pédiatre à la fin de la consultation est la suivante :

- une dose globules de SILICEA 15 CH le lendemain,
- sept jours après : une dose globules d'INFANRIX QUINTA 15 CH Hétéro-isopathique,
- quatorze jours après : une dose globules de THUYA OCCIDENTALIS 15 CH,
- le 21e jour : une dose globules de PERTUSSINUM 15 CH.

CINQUIÈME RÈGLE : PROPOSER UNE CURE DE DÉSINTOXICATION GLOBALE DE L'ORGANISME ET PALLIER LA DYSBIOSE INTESTINALE

Il y a environ deux siècles, Hahnemann avait pressenti le danger des polyintoxications lorsqu'il écrivait, au paragraphe 74 de son *Organon de l'art de guérir* : « *Au nombre des maladies chroniques, nous devons malheureusement faire figurer celles universellement répandues, créées artificiellement par les traitements allopathiques et les intoxications médicamenteuses.* »

Depuis, la pathologie moderne a beaucoup évolué, mettant en évidence l'actualité de l'homéopathie hahnemannienne. En effet, de nombreuses maladies sont apparues ou se sont développées depuis cette époque, conséquences de perturbations multifactorielles au sein desquelles la dysbiose intestinale joue un rôle très important : cancers, maladies auto-immunes, maladies métaboliques (obésité, diabète…), maladies neurologiques (TSA, troubles cognitifs…).

À une liste déjà longue d'agresseurs toxiques ou polluants, il faut ajouter aujourd'hui la masse de tous les excipients, adjuvants, colorants, conservateurs, pesticides en tous genres présents dans l'eau, l'air et les aliments, et qui nous encrassent et nous tuent à petit feu bien plus sûrement encore que les microbes ou les maladies causées par la médecine des siècles derniers. De plus, beaucoup de ces produits chimiques de notre environnement sont toxiques à faibles voire à très faibles doses, et on ne connaît pas grand-chose de leur action toxique infinitésimale, surtout lorsqu'ils sont associés (« *effet cocktail* »). Pour tenter de faire face à ces calamités, les homéopathes ont réinventé le **drainage de détoxication globale**. Cette notion remonte à la plus haute Antiquité. Hippocrate lui-même prônait le drainage lorsqu'il écrivait : « *Les humeurs doivent être dirigées particulièrement vers les lieux où elles tendent et par les voies* *convenables.* » Les conséquences délétères de ces divers polluants environnementaux sur la santé des enfants sont liées, d'une part à leur toxicité directe éventuelle sur l'organisme, d'autre part à leur effet indirect sur le microbiote intestinal, facteur de dysbiose, dont nous avons vu le rôle essentiel dans la survenue des maladies de la petite enfance.

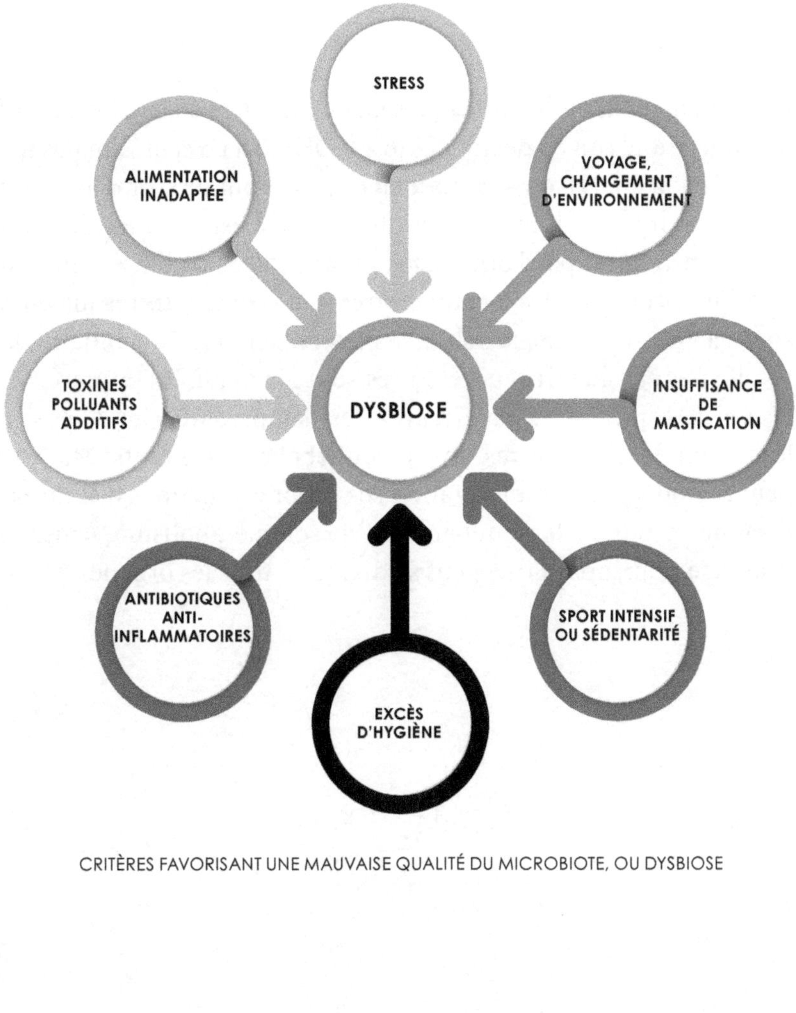

CRITÈRES FAVORISANT UNE MAUVAISE QUALITÉ DU MICROBIOTE, OU DYSBIOSE

CITATION DE LÉON VANNIER, MÉDECIN HOMÉOPATHE PARISIEN, DEVENU EN 1915 UN DES CHEFS DE FILE DE L'HOMÉOPATHIE

« Le drainage est l'ensemble des moyens à mettre en œuvre pour assurer l'élimination régulière des toxines qui encombrent l'organisme d'un sujet. »

Le drainage consiste à donner un seul médicament en basse dilution/dynamisation, soit en décimales (6 à 8 DH) soit en centésimales (de la 2 CH à la 5 CH), ou à les associer dans le but de stimuler un ou plusieurs organes dont la fonction première est l'élimination des toxines produites par l'organisme ou absorbées de l'extérieur. On appelle ces organes les « émonctoires ». Les émonctoires majeurs sont : le foie, les reins, le côlon, le pancréas, la vésicule biliaire, la vessie. Les émonctoires accessoires sont : la peau, les poumons et les voies respiratoires supérieures, les hémorroïdes, les séreuses, les synoviales articulaires, en particulier chez les enfants. Mais on peut considérer que tout organe a ses propres fonctions d'éliminations des produits de sa nutrition et de son métabolisme. Ainsi, le drainage homéopathique peut s'adresser à tous les organes.

Le drainage en pratique

Les médicaments homéopathiques utilisés en pédiatrie pour le drainage ont en commun :

- d'être des végétaux ;
- d'être préparés selon les règles de la pharmacopée homéopathique (le médicament homéopathique se définissant par son mode de préparation) ;
- d'agir sur les émonctoires tissulaires par similitude cellulaire ou tissulaire à de faibles dilutions, de l'ordre des décimales (DH) ou des centésimales (CH) ;
- de n'être jamais iatrogènes (est iatrogène un effet indésirable provoqué par un médecin ou un traitement médical) ;
- d'appartenir à la biosphère, réintégrant ainsi l'homme à son environnement naturel.

Règles de prescription et d'administration

La nature végétale des médicaments de drainage rend leur action douce et sans inconvénient pour le bébé ou l'enfant, à condition que la préparation se fasse en phase aqueuse et non alcoolique. Ils peuvent se prescrire en granules en 3 ou 4 CH mais le plus souvent sous forme liquide, en flacons - gouttes de la dilution 4 DH à la 9 CH. Ils peuvent être **associés entre eux**. On donnera trois à cinq granules ou cinq à dix gouttes en fonction de l'âge, une ou deux fois par jour pendant quatorze à soixante jours, en association, si nécessaire, avec le reste du traitement.

PRÉSENTATION DES MÉDICAMENTS DE DRAINAGE EN FONCTION DE LEUR CIBLE	
Organe	**Médicaments de drainage homéopathique**
Draineurs généraux	SOLIDAGO VIRGA AUREA, BERBERIS VULGARIS
Foie	CHELIDONIUM MAJUS, TARAXACUM OFFICINALE, CARDUUS MARIANUS
Reins	SOLIDAGO VIRGA AUREA, BERBERIS VULGARIS
Peau	SAPONARIA OFFICINALIS, FUMARIA OFFICINALIS, ARCTIUM LAPPA, VIOLA TRICOLOR, NERIUM OLEANDER, VINCA MINOR
Sphère ORL	ALLIUM CEPA, EUPHRASIA OFFICINALIS, SABADILLA OFFICINARUM
Poumons, bronches	DROSERA ROTUNDIFOLIA, VERBASCUM THAPSUS, TUSSILAGO FARFARA
Nerfs	HYPERICUM PERFORATUM
Intestins	NUX VOMICA, ALOE, JUNGLANS REGIA, RAPHANUS SATIVUS
Pancréas	SENNA, IRIS VERSICOLOR
Synoviales, articulations, tendons	RUTA GRAVEOLENS, SYMPHYTUM OFFICINALE
Os	HEKLA LAVA
Veines, capillaires	HAMAMELIS VIRGINIANA, CRATAEGUS OXYACANTHA
Vaisseaux lymphatiques, rétention d'eau	ARANEA DIADEMA, DULCAMARA
Ganglions lymphatiques	ARTEMISIA ABROTANUM, BADIAGA, CISTUS CANADENSIS, CONIUM MACULATUM, DROSERA, IODUM
Système nerveux, stress, excès émotionnels	IGNATIA AMARA, PASSIFLORA INCARNATA, GELSEMIUM SEMPERVIRENS, VALERIANA OFFICINALIS, CRATAEGUS OXYACANTHA

Voici quelques exemples de solutions complexes de drainage :

Drainage du foie et des reins	CHELIDONIUM MAJUS 6 DH TARAXACUM OFFICINALE 6 DH CARDUUS MARIANUS 6 DH SOLIDAGO VIRGA AUREA 6 DH BERBERIS VULGARIS 6 DH NUX VOMICA 4 CH
Drainage intestinal	JUNGLANS REGIA 6 DH RAPHANUS SATIVUS 6 DH
Drainage ganglionnaire	ARTEMISIA ABROTANUM 4 CH BADIAGA 4 CH CISTUS CANADENSIS 4 CH CONIUM MACULATUM 4 CH DROSERA ROTUNDIFOLIA 4 CH IODUM 4 CH
Formule anxiolytique et sédative	CICUTA VIROSA 4 DH HYOSCYAMUS NIGER 4 DH PASSIFLORA INCARNATA 4 DH DATURA STRAMONIUM 4 DH VALERIANA OFFICINALIS 4 DH
Drainage neurovégétatif	GELSEMIUM SEMPERVIRENS 4 CH IPECA 4 CH NUX MOSCHATA 4 CH
Drainage hépatopancréatique	CHINA RUBRA 6 DH CYCLAMEN EUROPAEUM 6 DH IPECA 6 DH PULSATILLA 6 DH
Drainage de la peau	BERBERIS VULGARIS 6 DH FUMARIA OFFICINALIS 6 DH SAPONARIA OFFICINALIS 6 DH RHUS VERNIX 6 DH VIOLA TRICOLOR 6 DH VINCA MINOR 6 DH

LA BOUCLE EST BOUCLÉE !

Deux études scientifiques ont récemment contribué à faire la promotion d'attitudes thérapeutiques qui permettent concrètement de participer à l'épargne antibiotique. La première* a montré que dans la prise en charge des infections respiratoires, l'administration préventive de probiotiques en hiver chez de jeunes enfants (un à six ans) diminue le taux d'absentéisme en crèche pour cause de maladies. Une diminution des infections respiratoires de 17 % a aussi été constatée au sein du groupe test. D'où un recours plus rare aux antibiotiques, donc moins de destruction du microbiote. Cette attitude vertueuse a été confortée par une seconde étude, l'étude EPI3, qui a été menée selon la rigueur statistique voulue sur une cohorte d'adultes et d'enfants (dont 28,1 % âgés de six ans et moins) atteints d'une infection respiratoire (rhino-pharyngite dans 73,9 % des cas) et pris en charge par trois groupes de médecins : soit des médecins à pratique conventionnelle, soit des médecins homéopathes, soit des médecins à pratique mixte.

Les conclusions de cette étude ont confirmé ce que nous savions déjà : que la prise en charge thérapeutique par les médecins homéopathes a un réel intérêt pour la santé publique, que l'évolution clinique des patients suivis par des médecins homéopathes était comparable à celle des patients suivis par des médecins allopathes et que deux fois moins d'antibiotiques ont été consommés par les patients suivis par un homéopathe par rapport à ceux qui étaient suivis par les médecins allopathes. Et cela, sans perte de chance pour les patients, le nombre de complications (otites ou sinusites) étant comparable. Et, bien entendu, sans aucune toxicité…

* Weizman Z., Asli G. et Alsheikh A., « Effect of a Probiotic Infant Formula on Infections in Child Care Centers : Comparison of Two Probiotic Agents », *Pediatrics*, janvier 2005, vol. 115, n° 1.

SIXIÈME RÈGLE : PROPOSER UNE CURE DE DRAINAGE MICROBIEN ET MÉDICAMENTEUX

À la suite d'une prise de médicaments allopathiques, il est possible d'aider l'enfant à faire sa convalescence en donnant une dose une fois d'un de ces médicaments :

- PHOSPHORUS 9 CH dans les suites et/ou en prévention des traitements de la fièvre et/ou de la douleur par le paracétamol.
- PENICILLINUM 9 CH, dans les suites et/ou en prévention des antibiothérapies par dérivés de la pénicilline (amoxicilline en particulier), surtout si elles ont été prolongées et/ou répétitives.
- CORTISONE 9 CH, dans les suites et/ou en prévention de la corticothérapie. En association avec THUYA OCCIDENTALIS et MEDORRHINUM.
- ARSENICUM ALBUM 9 CH : grand médicament de toutes situations d'infection bactérienne ou virale, quels qu'en soient le contexte et la cause, chez des bébés à vitalité faible (anciens prématurés, dysmatures...).
- CARBO VEGETABILIS 9 CH, dans les suites d'affections aiguës néonatales graves ayant nécessité une réanimation et une hospitalisation.

SEPTIÈME RÈGLE : PRÉVENIR LES RECHUTES DE MALADIES INFECTIEUSES

Lorsqu'un enfant a été soigné pour une maladie aiguë quelconque, il est souhaitable de proposer un « drainage des toxines », microbiennes et médicamenteuses, grâce à l'action de ce que les homéopathes appellent les « biothérapiques » (anciennement les « nosodes »). Leur intérêt est qu'ils peuvent être prescrits non seulement dans les suites immédiates d'une infection microbienne, mais qu'ils peuvent aussi être administrés en **prévention** de ces infections, débordant alors très largement le cadre étroit du microbe responsable en réalisant une protection « de groupe ». Tous ces médicaments de drainage biothérapique peuvent permettre d'empêcher la survenue d'une infection aiguë bruyante, de gérer au mieux une convalescence à la suite de l'infection ou d'éviter un passage à la chronicité. Ils peuvent être donnés seuls ou associés, en doses globules en une prise unique ou en plusieurs prises espacées d'une semaine.

QUE SONT LES BIOTHÉRAPIQUES HOMÉOPATHIQUES ?

Ce sont pratiquement tous des « probiotiques », mais préparés selon la méthode hahnemannienne de dilution/dynamisation, ce qui leur donne une puissance et une spécificité d'action incomparables :

- STREPTOCOCCINUM 9 CH, dans les suites et/ou en prévention des infections streptococciques (scarlatine par exemple, due au streptocoque du groupe A) ;
- STAPHYLOCOCCINUM 9 CH, dans les suites et/ou en prévention des infections staphylococciques, voire de toute infection à expression vésiculeuse ou bulleuse, quelle qu'en soit l'étiologie ;
- COLIBACILLINUM 9 CH, dans les suites et/ou en prévention des infections à *E. coli* et plus largement à bacilles à Gram négatif. En association avec SERUM ANTICOLIBACILLAIRE 9 CH ;
- DIPHTEROTOXINUM 9 CH, dans les suites et/ou en prévention des infections à corynebactéries, en prévention des infections nosocomiales par portage de germes, spécifiques ou non spécifiques ;

- PARATYPHOIDINUM B 9 CH, dans les suites et/ou en prévention des salmonelloses ;
- ENTEROCOCCINUM 9 CH, en prévention des infections microbiennes d'origine intestinale (entérocolites) ;
- VAB 9 CH, dans les suites et/ou en prévention des infections à mycobactéries atypiques ; par exemple, prévention des inflammations ganglionnaires (adénophlegmons) susceptibles de survenir dans les suites de l'absorption de fromages frais ;
- ANTHRACINUM 9 CH, dans les suites et/ou en prévention de toute pathologie infectieuse à point de départ cutané ou muqueux, ou à germes anaérobies ;
- PYROGENIUM 9 CH, dans les suites et/ou en prévention non spécifique de tous phénomènes septiques bactériens ;
- VACCINOTOXINUM 9 CH, dans les suites et/ou en prévention de toutes les infections virales aiguës et chroniques, quelle qu'en soit la cause ;
- INFLUENZINUM, dans les suites et/ou en prévention de la grippe, et plus largement de toute maladie virale hivernale, en association avec OSCILLOCOCCINUM 200® et SERUM DE YERSIN 9 CH ;
- EBERTHINUM 9 CH, dans les suites et/ou en prévention de la typhoïde, et plus généralement de toutes les infections intestinales bactériennes ;
- THYMULINE 9 CH, dans le but de stimulation et de modulation non spécifique du système immunitaire. Peut être utilisé en association avec d'autres médicaments préventifs, en particulier dans le cadre des maladies virales hivernales.

HUITIÈME RÈGLE : TRAITER LES MALADIES AIGUËS PAR HOMÉOPATHIE DANS TOUS LES CAS OÙ CELA EST POSSIBLE

Les homéopathes ont très souvent raison avant tout le monde. Nous l'avons vu avec l'invention des probiotiques. C'est encore le cas ici. Pour preuve unique l'exemple du « traitement de la fièvre ». Il fut un temps où il était de bon ton, en pédiatrie, de « soigner la fièvre » à coups de paracétamol et d'acide acétylsalicylique donnés en alternance dès qu'elle dépassait 38,5 °C. L'utilisation de ces molécules était accompagnée de mesures physiques : vessies de glace, bain « 2 °C en dessous de la température rectale », Valium® intrarectal et autres préconisations farfelues qui semblaient issues de l'époque des clystères et des saignées ! Cette époque a connu parallèlement une « épidémie » de convulsions hyperthermiques sans équivalent qui, malgré leur bénignité, ont généré des coûts humains, financiers et sociaux hors du commun.

Où en est-on aujourd'hui ? On ne soigne plus la fièvre. On la laisse faire, car on a découvert qu'elle était bénéfique à tous points de vue : efficacité sur les maladies infectieuses, promotion par le patient lui-même de molécules biologiques utiles pour l'organisme, guérison rapide, sans rechute ni complications. C'est exactement ce que disaient les homéopathes, qui mettaient déjà en œuvre à cette époque le « plus » que représente le traitement des maladies aiguës par homéopathie. Et, cerise sur le gâteau, il y a eu une baisse considérable du nombre de convulsions avec fièvre !!! CQFD… Tout cela pour dire que tous les pédiatres devraient être homéopathes. Car en dehors de son efficacité et de sa « non-iatrogénicité », l'homéopathie est un élément de la longue chaîne vertueuse du *« primum non nocere »*, induisant de facto la non-prescription d'antibiotiques avec ses corollaires en matière de prévention primo-secondaire, tertiaire voire quaternaire :

- respect des microbiotes, du microbiote intestinal en particulier ;
- prévention des résistances bactériennes ;
- amélioration des coûts sociaux de la maladie infantile ;
- réduction du nombre de complications à long terme.

CAS PRATIQUE :
JEAN, VINGT ET UN JOURS DE VIE ET DÉJÀ MALADE !

Jean, vingt et un jours de vie, a le nez bouché depuis la maternité avec aggravation nocturne. Il a du mal à téter le sein de sa mère. Il grossit bien mais il est obligé de boire en position verticale, car si on l'allonge, il a l'air de s'étouffer. Les lavages de nez, pratiqués depuis le début, sont inefficaces. Je conseille de les arrêter. La prescription de SAMBUCUS NIGRA 5 CH, une granule quatre fois par jour améliorera Jean en soixante-douze heures.

NEUVIÈME RÈGLE : METTRE EN PLACE DES TRAITEMENTS DE FOND HOMÉOPATHIQUES

À côté des dépistages et des repérages, le pédiatre dispose d'un autre outil fondamental pour la prévention : l'homéopathie. En plus de son rôle curatif incontournable, l'homéopathie vient compléter intelligemment tout le spectre des mesures préventives disponibles dans l'exercice de la pédiatrie, qui vont des règles d'hygiène à la vaccination, en décuplant cette « puissance de tir » préventive par ce qu'on appelle les « traitements de fond ». De plus, loin de contester la place de l'allopathie dans le système de santé libéral, l'homéopathie vient au contraire la seconder utilement en apportant au médecin une gamme de possibilités supplémentaires dans ses choix thérapeutiques, allant dans le sens du « juste soin ».

La prévention, c'est quoi ?

Selon l'OMS en 1948 : « La prévention est l'ensemble des mesures visant à éviter ou à réduire le nombre et la gravité des maladies, des accidents et des handicaps. »

Il s'agit d'en distinguer **quatre niveaux** :

- **La prévention primaire** : ensemble des actes visant à diminuer le nombre de nouveaux cas (incidence) d'une maladie dans une population et donc à réduire, autant que faire se peut, les risques liés à l'apparition de nouveaux cas (par exemple les épidémies de Rougeole liées à la mauvaise couverture vaccinale). Sont par conséquent pris en compte, à ce stade de la prévention, les conduites individuelles à risque, comme les risques en termes environnementaux ou sociétaux.
- **La prévention secondaire** : diminuer le nombre global de cas d'une maladie (prévalence) dans une population. Ce stade recouvre les actes destinés à agir au tout début de l'apparition du trouble ou de la pathologie afin de s'opposer à son évolution ou encore pour faire disparaître les facteurs de risque.
- **La prévention tertiaire**, qui intervient à un stade où il importe de diminuer la prévalence des incapacités chroniques ou des récidives dans une population et de réduire les complications, invalidités ou rechutes consécutives à la maladie.
- **La prévention quaternaire** : ensemble des activités de santé pour atténuer ou éviter les conséquences de l'intervention inutile ou excessive du système de santé et plus globalement de la société. Dans cette définition, la prévention quaternaire se rapproche de la prévention de la « iatrogénèse », au sens large du terme.

Sur quoi repose un traitement de fond homéopathique ? On appelle « traitement de fond » une action thérapeutique utilisant des médicaments en dilutions/dynamisations infinitésimales dans le but de restaurer ou de maintenir la santé par le rééquilibrage de l'énergie vitale. Cela ne peut se faire qu'à condition que le traitement respecte les règles, les méthodes et les lois qui fondent la pratique de l'homéopathie, telles qu'elles ont été explicitées dans l'ouvrage de son fondateur (Samuel Hahnemann) *Organon de l'art de guérir.* Ces règles, méthodes et lois découlent de quatre axes conceptuels : l'infinitésimalité, la similitude, la totalité et la globalité, qu'il n'est pas question d'expliciter ici. Retenez que la thérapeutique homéopathique ainsi pratiquée par le pédiatre homéopathe rend d'irremplaçables services dans le domaine de la pathologie aiguë et chronique de l'enfant, de la naissance à dix-huit ans. Il ne faut pas oublier que la vocation première du pédiatre est de soigner l'enfant dans sa globalité. L'homéopathie représente aujourd'hui une de ses méthodes de choix.

2

Prévenir et traiter les troubles fréquents

TOUT SE JOUE AVANT SIX ANS, AVEC LE MICROBIOTE INTESTINAL !

Nous connaissons tous cet adage qui concerne le développement psychomoteur et cognitif de l'enfant. Mais depuis que les recherches en métagénomique ont pointé le rôle essentiel du microbiote intestinal, nous prenons conscience de manière profonde et grave que la petite enfance est vraiment une période clé qui conditionne non seulement la santé de l'enfant, mais aussi celle de l'adulte et du vieillard. Et même la « conscience de soi », si on en croit les recherches menées sur le « cortex insulaire » ou *insula*[*], zone du cerveau qui reçoit les informations qui proviennent de l'intestin et qui permet à chacun d'entre nous de se considérer comme « moi, ici, maintenant ». Le microbiote intestinal, localisé dans l'intestin grêle et le côlon, et réparti entre la lumière du tube digestif et le biofilm protecteur que forme le mucus sur l'épithélium intestinal, est composé d'environ 1 000 à 3 000 espèces différentes de micro-organismes. Chaque enfant possède un microbiote intestinal unique, car de nombreux

* G. Enders, *Le charme discret de l'intestin*, Actes Sud, 2015, p. 181.

facteurs influencent son développement et sa composition. Dès avant et surtout pendant et après la naissance, des micro-organismes envahissent le tube digestif à la suite des premiers contacts de l'enfant. Ces contacts se font très probablement dans l'environnement intra-utérin (placenta, liquide amniotique, enveloppes – chorion, caduque et amnios), mais surtout extra-utérin (entourage, allaitement, alimentation, respiration, etc.). L'enfant en bas âge présente ainsi dans ses premières années un microbiote intestinal de plus en plus diversifié et complexe, qui se stabilise vers l'âge de deux à trois ans pour être mature vers l'âge de six à sept ans.

Ce processus de « colonisation » microbienne influence l'état de santé tout au long de la vie. La composition du microbiote intestinal de l'enfant joue un rôle essentiel dans le développement de son immunité, et un nombre croissant de maladies sont connues aujourd'hui comme étant liées à un peuplement de mauvaise qualité du microbiote (dysbiose), dont l'aspect le plus visible est la réduction de sa diversité. C'est la perte de la biodiversité des espèces microbiennes des microbiotes qui est le fondement de toutes les maladies imputables à ce mécanisme : diarrhées, dermatites atopiques, maladies inflammatoires chroniques de l'intestin (MICI), maladie cœliaque, obésité, eczéma, asthme, mucoviscidose… De même, la prise d'antibiotiques pendant l'enfance, en réduisant la diversité du microbiote intestinal, engendre un risque accru de maladies chroniques.

LES FACTEURS QUI INFLUENCENT LE DÉVELOPPEMENT DU MICROBIOTE INTESTINAL

La connaissance de ces facteurs est d'une très grande importance : elle permet de mettre en œuvre des mesures préventives de prudence en amont et des mesures curatives de bon sens en aval, comme, par exemple, un « impératif catégorique » d'abstention de toute antibiothérapie inutile chez l'enfant. Le microbiote intestinal s'enrichit et se complexifie dès la vie intra-utérine pour atteindre sa maturité à l'âge de deux à trois ans. Son développement est influencé par de nombreux facteurs :

- **La contamination intra-utérine** interviendrait dès le stade prénatal : le microbiote intestinal du fœtus est influencé positivement par les bactéries qui évoluent dans l'environnement intra-utérin comme les bifidobactéries, les lactobacilles ou les entérocoques.
- **La durée de la grossesse** impacte le rythme d'implantation des micro-organismes dans le microbiote du nouveau-né. Ainsi, les bébés prématurés naissent avec un microbiote intestinal moins diversifié et un retard d'implantation de certaines espèces, comme les bactéries anaérobies strictes.
- **Le mode d'accouchement** influencerait les conditions de colonisation du microbiote intestinal. Par voie basse (vaginale), les bactéries du genre *Bifidobacterium* seraient plus diversifiées dans le tractus digestif. Par césarienne, la diversité microbienne serait altérée avec notamment une quantité moindre de bactéries issues de la famille des *Bacteroidetes*. Des études ont mis en avant que cette altération pourrait avoir un effet sur le risque de développer des maladies ultérieurement, comme l'asthme.

→

- **La composition du régime alimentaire** a un impact sur le développement du microbiote intestinal. L'allaitement maternel module aussi sa composition et augmente la présence des bifidobactéries et des lactobacilles chez le tout-petit, alors que le lait de formule infantile favorise une dominance d'*Enterobacteriaceae*. L'introduction d'aliments solides joue également un rôle significatif dans le développement du microbiote intestinal.
- **L'environnement familial** – par des facteurs multiples : géographiques, culturels – influence directement le développement du microbiote intestinal dans les premiers mois ou années de vie. Ainsi, l'analyse des microbiotes intestinaux des enfants du Burkina Faso a montré une prévalence de la famille des *Bacteroidetes* tandis que les microbiotes intestinaux des enfants italiens sont eux dominés par la famille des *Firmicutes*.
- **L'antibiothérapie en période périnatale, chez le nourrisson et le jeune enfant**, altère durablement le microbiote intestinal et diminue sa diversité, facteur d'hyperperméabilité intestinale et d'inflammation chronique déclenchant des pathologies à distance.
- **La consommation de probiotiques, pendant la grossesse** (par la mère) mais aussi après la naissance (par le nourrisson), influence positivement le développement du microbiote intestinal.

LES COLIQUES DU NOURRISSON

Les coliques sont une pathologie courante du nourrisson jusqu'à environ quatre mois, liée à l'immaturité du système sécréteur d'endorphines qui gouverne la perception de la douleur. Les bébés perçoivent les phénomènes normaux de leur physiologie comme une douleur, car cette immaturité engendre un abaissement du seuil à partir duquel se déclenche la perception de la douleur. Les homéopathes en ont une preuve flagrante et quotidienne par les innombrables améliorations obtenues avec deux de leurs médicaments les plus précieux dans ces situations, ACONITUM NAPELLUS 9 CH et OPIUM 9 CH. Ils sont tous deux capables d'accélérer la mise en place du système sécréteur d'endorphines et de générer un retour à la normale de la perception douloureuse du nourrisson. On a montré par ailleurs qu'un apport de *Lactobacillus reuteri* peut aider à améliorer les symptômes des coliques du nourrisson.

CAS PRATIQUE,
ALEXANDRE, DEUX MOIS, A DES COLIQUES

Une maman vient consulter avec Alexandre, deux mois, pour des coliques. Il se tortille sans cesse, pleure souvent, régurgite. Il a eu une échographie abdominale qui était normale. Il a même été un mois sous antisécrétoire gastrique (Inexium®), sans succès. Son alimentation est à base de Prémichèvre® 1er âge après Guigoz® 1er âge qui était mal digéré. On note d'ailleurs une amélioration avec Prémichèvre®. Ce bébé a le hoquet. Le traitement que j'ai prescrit a consisté en quelques prises d'ACONITUM NAPELLUS 9 CH, à la posologie d'un granule quatre fois par jour et à la demande en cas de douleur. Le mois suivant, la maman m'apprend qu'ACONITUM a eu un effet rapide et global sur les douleurs de coliques du soir, de même qu'à chaque prise de granule. De fait, elle a rapidement stoppé le traitement.

QUE FAIRE EN CAS DE DIARRHÉE ?

D'origine bactérienne ou virale, elles sont fréquentes dans les pays industrialisés (entre 1,3 et 2,3 épisodes par enfant), en particulier chez les enfants séjournant en collectivité ! 90 % des enfants de moins de deux ans ont déjà connu au moins un épisode d'infection intestinale virale… En prévention des diarrhées, les probiotiques (en particulier *Lactobacillus reuteri*) modulent la flore intestinale du nourrisson pour réduire les risques d'infection. La prise de probiotiques, en particulier la souche *Lactobacillus rhamnosus*, raccourcit aussi la durée des symptômes de la gastro-entérite aiguë. Chez les enfants allaités au sein, il y a dix fois moins de diarrhées graves que chez ceux nourris au biberon et moins de risque d'allergies, en particulier d'allergies cutanées (eczéma) à point de départ digestif liées aux aliments.

PRÉVENIR ET TRAITER LES ALLERGIES

Notre corps est perpétuellement confronté à des ennemis extérieurs : microbes, virus, bactéries. Pour les combattre, il dispose d'une arme offensive puissante, le système immunitaire. La réaction allergique, elle, est certes une réaction du système immunitaire, mais disproportionnée, orientée vers des substances **normalement inoffensives** (pollen, poussière, aliment, parfum…) appelées « allergènes ». Cette réaction se traduit notamment par une production d'anticorps spécifiques de l'allergie, les IgE (immunoglobulines E). L'allergie est une maladie globale qui provoque des symptômes variés touchant différents appareils : asthme, rhume des foins, conjonctivite, eczéma, urticaire, maladie cœliaque, choc anaphylactique…

L'allergie touche 15 à 30 % des sujets dans les pays développés. Elle se situe au 4e/5e rang des maladies chroniques (classification

OMS), après les maladies mentales, cardiovasculaires, néoplasiques (cancers) et endocriniennes (diabète), et bien avant toutes les autres maladies immunologiques (maladies auto-immunes, déficits immunitaires primitifs ou acquis, greffes et transplantations). Le nombre d'allergiques a été multiplié par deux à trois en trente ans. En France, le nombre de personnes allergiques a doublé en dix ans. Les allergies et intolérances alimentaires touchent 4 % de la population adulte et 8 % des enfants. Mais plus de 60 % de la population y serait génétiquement prédisposée. La fréquence des formes graves et (potentiellement) fatales a été multipliée par quatre à cinq en trente ans (asthme et allergies alimentaires surtout). Enfin, la fréquence des décès est en augmentation quasi exponentielle (2 000/an par asthme en France).

L'allergie peut débuter à tout âge. Un nourrisson peut être allergique. Les symptômes peuvent même apparaître dès la naissance. Ils peuvent aussi apparaître à l'âge adulte, l'allergie étant cependant plus fréquente chez l'enfant. Certaines personnes sont génétiquement prédisposées à manifester de l'allergie et ce, dès la toute petite enfance. On dit qu'elles sont atopiques. Si les deux parents sont allergiques, l'enfant a 80 % de risque d'être allergique. Si un seul parent l'est, 50 % de risque d'être allergique. Cependant, même en l'absence de parents allergiques, un enfant peut développer des allergies. Il faut retenir que les enfants atopiques ne développeront pas forcément les mêmes troubles que leurs parents ou grands-parents : ainsi un papa asthmatique peut avoir un enfant qui déclare un rhume des foins. Il se peut aussi que les symptômes de l'allergie n'apparaissent pas : un bébé peut avoir un terrain allergique mais ne jamais avoir d'asthme, d'eczéma ou d'autres symptômes… simplement parce qu'on est parvenu à le tenir à l'écart des allergènes les plus fréquents dans notre mode de vie actuel (par exemple le lait et les fruits à coques…). La complexité de l'environnement, incluant l'exposition aux bactéries pathogènes et commensales du microbiote, aux allergènes atmosphériques, à la diversité de l'alimentation, aux polluants inhalés et ingérés, au stress, module les réponses de l'immunité innée et adaptative, soit dans le sens de la tolérance, soit de l'allergie. Certains facteurs anténataux favorisant la survenue d'une allergie sont suspectés : spécificités du microbiome maternel, particularités des régimes alimentaires, stress pendant la grossesse. Ils méritent des études ultérieures. La prévention de l'allergie s'oriente aujourd'hui vers des conseils nutritionnels et la modulation du microbiome.

L'éviction des allergènes est une arme à double tranchant. Comment se manifeste l'allergie lorsque l'organisme rencontre un allergène ? L'organisme met en action son système de défense au niveau de ses interfaces entre le dedans et le dehors, mais de manière inadaptée, provoquant des manifestations différentes selon les enfants : réaction exagérée des poumons (asthme, bronchite allergique), du nez (rhinite allergique), des yeux (conjonctivite), de la peau (eczéma, urticaire), de l'intérieur de la bouche et de la gorge (œdème de Quincke), du cœur et des vaisseaux sanguins (choc anaphylactique).

QU'APPELLE-T-ON « ALLERGIES CROISÉES » ?

Certaines personnes déjà sensibilisées à un allergène peuvent réagir au premier contact avec un nouvel allergène, sans avoir été en contact avec lui auparavant. Cela se produit lorsque certains allergènes se ressemblent beaucoup.

ALLERGÈNE	ALLERGIES CROISÉES POSSIBLES
Ambroisie	Banane, pastèque, concombre, melon
Armoise	Céleri, carotte, fenouil, moutarde, poivre, anis, piment

ALLERGÈNE	ALLERGIES CROISÉES POSSIBLES
Aulne	Amande, céleri, cerise, noisette, pêche, persil, pomme, poire
Noisetier	Noix, noisette
Bouleau	Abricot, pomme, pêche, cerise, poire, noisette, prune
Graminée	Tomate, pomme de terre
Composée (ex : tournesol)	Miel, gelée royale
Latex	Avocat, banane, kiwi, châtaigne, sarrasin, papaye, épinards, concombre, figue, pêche, melon, cerise, raisin, tomate
Plumes d'oiseaux	Œuf
Légumineuse (ex : cacahuète)	Autres légumineuses (ex : pois, pois chiche, fève, haricot, lentille, soja, lupin)
Fruits à coques (ex : noix)	Autres fruits à coques (ex : noisette, amande, noix, pistache, noix de cajou, noix de macadamia, noix du Brésil)
Lait de vache	Viande de bœuf, lait de chèvre, lait de jument, lait d'ânesse
Poisson (ex : sole)	Autres poissons (ex : morue, truite, saumon)
Crustacés (ex : crevette)	Autres crustacés (ex : homard, langouste)
Céréales (ex : blé)	Autres céréales (ex : orge, seigle)
Ail	Oignon, ciboulette, poireau, asperge
Tomate	Poivron, piment de Cayenne, paprika, aubergine, pomme de terre
Orange	Citron, pamplemousse, mandarine
Moutarde	Chou, radis, navet, rutabaga, colza, raifort
Pêche	Autres rosacées (ex : prune, poire, pomme, cerise)
Melon	Autres fruits (ex : pastèque, banane, avocat)
Œuf	Volaille

L'eczéma ou dermatite atopique

La dermatite atopique affecte environ 40 % de la population des pays développés. Cette « épidémie » a été associée à des modifications du mode de vie, en particulier à une réduction du contact avec la flore microbienne de l'environnement et de son interaction avec le système immunitaire. L'alimentation dans les premiers mois de vie joue aussi un rôle fondamental. Chez les enfants allaités au sein, il y a deux fois moins de risque d'allergies, en particulier d'allergies cutanées (eczéma) à point de départ alimentaire.

Les chercheurs ont montré le rôle important de la flore commensale de la peau dans la réponse aux allergènes de l'environnement. Une étude récente* s'est intéressée aux protéobactéries de la flore microbienne cutanée. Chez les sujets sains, contrairement aux patients atopiques, l'abondance relative de souches d'*Acinetobacter* s'est avérée associée à l'expression de molécules anti-inflammatoires. Il a été montré que les souches d'*Acinetobacter iwoffii*, en particulier, ont induit de fortes réponses anti-inflammatoires et Th1 (lymphocytes *T helper 1* qui stimulent les réactions aux infections microbiennes) des cellules immunitaires et des cellules cutanées, induisant une protection contre la sensibilisation allergique cutanée et l'inflammation pulmonaire.

Plusieurs études scientifiques ont mis en exergue une amélioration des symptômes cliniques, parallèlement à une diminution de l'inflammation intestinale chez des nourrissons souffrant d'eczéma atopique. De même, des probiotiques donnés avant la naissance chez la mère et après celle-ci chez l'enfant dans un but de prévention de l'eczéma atopique diminuent aussi la fréquence d'apparition des symptômes.

* N. Fyhrquist *et al.*, « Acinetobacter species in the skin microbiota protect against allergic sensitization and inflammation », *Journal of Allergy and Clinical Immunology*, 2014, vol. 134, p. 818-823.

L'asthme infantile

Pendant les trois dernières décennies, la prévalence de l'asthme a augmenté considérablement, notamment dans les pays occidentaux. Cette maladie touche déjà environ 14 % de la population infantile mondiale. Pendant très longtemps, les facteurs génétiques et environnementaux tels que la pollution, ainsi que l'hypothèse hygiéniste (« moins on est exposé à des microbes, plus on développe des allergies – asthme, rhinites »), ont été considérés comme les détonateurs de la maladie. Cependant, les études menées pendant la dernière décennie avaient déjà révélé que les altérations du microbiote pendant l'enfance pouvaient être associées à des maladies comme les allergies et l'asthme. Avoir un chien, aller à la ferme à la campagne, nettoyer la tétine du bébé en la suçant au lieu de la stériliser ou de la laver à grande eau, tous ces gestes protègent de l'asthme.

QUELLES SONT LES CONCLUSIONS DE LA RECHERCHE SCIENTIFIQUE ?

La recherche scientifique nous a beaucoup fait progresser dans la connaissance et la prévention de l'allergie. En voici une courte synthèse :

• L'exposition maternelle aux allergènes pendant la grossesse peut induire une sensibilisation durable de l'enfant, le risque de sensibilisation étant corrélé avec le niveau d'exposition. Mais l'exposition de l'enfant pendant les premiers mois de la vie est plus sensibilisante que l'exposition in utero. Il faut donc se méfier de l'exposition précoce après la naissance aux animaux domestiques, qui semble sensibiliser à l'allergie (atopie, asthme), surtout s'il y a des antécédents parentaux, →

- Le tabagisme passif in utero oriente les réponses immunitaires fœtales aux allergènes vers des réponses du type Th2 (nom des lymphocytes qui stimulent principalement les réactions allergiques), susceptibles de favoriser le développement de l'atopie.
- L'expression des cytokines pro-inflammatoires du sang de cordon est corrélée avec les taux de polluants domestiques dans l'habitat pendant la période périnatale.
- La pollution atmosphérique joue un rôle de cofacteur de sensibilisation allergénique et de déclenchement des symptômes chez les atopiques chez les enfants prédisposés.
- Le risque atopique diminue avec la taille de la fratrie et le rang de naissance. Les infections (virales notamment) transmises par les frères et sœurs plus âgés jouent un rôle important dans la prévention de l'allergie.
- On n'a retrouvé aucun lien statistique entre le nombre de vaccins et l'âge du début de la vaccination et l'allergie.
- L'altération du microbiote dès l'âge de trois mois permet de prédire l'apparition d'allergies alimentaires et d'asthme.

Rhinites à répétition

Quelle attitude conseiller à des parents désemparés par des rhinites à répétition ou autres ? Si un enfant doit faire une centaine de rhinos avant six ans, la plupart restent inapparentes et surtout sans complications (la principale étant l'otite moyenne aiguë). Chacun peut observer que les enfants ne sont pas tous égaux devant les maux ORL. Certains sont plus sensibles que d'autres. Cela peut être dû à différents facteurs, souvent imbriqués :

- l'allergie, surtout à la poussière et aux acariens, vient au premier plan, surtout si les parents sont eux-mêmes allergiques ;
- l'hypertrophie des végétations ensuite, normale (car c'est dans les fosses nasales que l'enfant apprend son « vocabulaire immunitaire »), mais invalidante si trop importante, obstruant le nez et encombrant les bronches ;
- la carence en fer, devenue fréquente avant deux ans, surtout si l'enfant est nourri longtemps au sein ;
- le reflux gastro-œsophagien (RGO), en raison de l'acidité qui remonte dans la gorge et la bouche, entretenant l'inflammation et faisant le lit de l'infection. Il faut être prudent lorsqu'on prescrit chez le nourrisson qui a un RGO des antiacides, ou inhibiteurs de la pompe à protons (IPP), comme par exemple Mopral® ou Inexium® (prescrits hors autorisation de mise sur le marché – AMM). Car l'acidité de l'estomac joue un rôle protecteur vis-à-vis des bactéries pathogènes qui pourraient être tentées d'entrer dans l'organisme en même temps que les bonnes bactéries du microbiote intestinal (et les IPP ne sont pas si inoffensifs qu'on nous le laisse croire) ;
- Signalons aussi le rôle joué par les poussées dentaires, qui favorisent les poussées inflammatoires au niveau du nez, de la gorge et des oreilles. Il faut y penser et les traiter, sans leur donner trop d'importance.

Tous ces éléments sont modulés par le terrain homéopathique, que seul le pédiatre homéopathe saura définir. Ce « type sensible » conditionnera le traitement homéopathique qui, exclusif ou associé aux mesures énumérées ci-dessus, saura mettre un terme à tous ces maux ORL, qui représentent une des sources principales du déficit de nos organismes de couverture sociale.

QUELLE PLACE FAUT-IL FAIRE AUX ANTIBIOTIQUES ?

L'antibiothérapie est nocive si elle est inadaptée ou excessive, bonne si elle est adaptée et nécessaire. Mais il faut avoir une attitude responsable et réserver l'antibiothérapie aux infections bactériennes avérées, car elle peut sauver des vies. C'est leur emploi inconsidéré qui crée les problèmes qui se posent aujourd'hui.

Quelles sont les situations dans lesquelles il n'est pas recommandé de prescrire un antibiotique d'emblée dans les infections respiratoires hautes chez l'enfant ? Ce sont les situations suivantes :

- rhino-pharyngite, même en cas de sécrétions nasales d'aspect purulent ou mucopurulent, qui n'a pas valeur de surinfection bactérienne ;
- otite congestive ;
- otite séro-muqueuse ;
- otite moyenne aiguë purulente de l'enfant de plus de deux ans peu symptomatique ;
- angine avec test de diagnostic rapide (TDR) au streptocoque négatif.

D'où l'importance d'avoir des compétences en homéopathie pour proposer aux enfants une alternative crédible et efficace tout en respectant leur microbiote.

La résistance aux antibiotiques est un réel problème mondial de santé publique. En effet, les bactéries résistantes aux antibiotiques sont responsables de 700 000 décès par an, dont 50 000 en Europe et aux États-Unis et 12 500 en France. Elles pourraient tuer jusqu'à 10 millions de personnes par an d'ici 2050, soit autant que le cancer. L'OMS a publié fin février 2017 une liste de douze familles de bactéries contre lesquelles elle juge « urgent » de développer de nouveaux traitements. En dehors de trois familles de bactéries, contractées à l'hôpital, résistantes y compris aux antibiotiques les plus récents (*Acinetobacter*, *Pseudomonas* et *Enterobacteriaceae – E. coli*), l'OMS classe en « priorité élevée » six familles de bactéries responsables d'infections généralement contractées à l'extérieur de l'hôpital et résistantes à plusieurs types d'antibiotiques. Il s'agit du staphylocoque doré, des salmonelles, d'*Helicobacter pylori* (la bactérie responsable notamment des ulcères et des cancers de l'estomac), de la *Neisseria gonorrhoeae* (qui cause la gonorrhée, une infection sexuellement transmissible très répandue), du pneumocoque (qui peut conduire à des pneumonies et à des méningites), d'*Haemophilus influenzae* (responsable d'infections comme les otites), et les *Shigella spp.*, cause d'infections intestinales telles que la dysenterie.

ALLERGIES ET INTOLÉRANCES ALIMENTAIRES ?

On distingue trois pathologies intestinales infantiles relevant de l'allergie ou de l'intolérance alimentaire : la maladie cœliaque ou intolérance au gluten, l'allergie au blé et l'hypersensibilité au gluten non cœliaque.

QUELLE DIFFÉRENCE ENTRE ALLERGIE ET INTOLÉRANCE ALIMENTAIRE ?

L'allergie alimentaire est la partie visible de l'iceberg. Elle se manifeste par une réaction physique immédiate en présence de l'aliment allergène. Elle est détectable dans le sang par la présence d'anticorps (IgE, IgA) fabriqués contre des substances étrangères (antigènes). L'allergie classique peut se détecter à l'aide de tests sanguins (RAST) et de provocation : prick-test, test de provocation par voie orale (TPO).
L'intolérance alimentaire est la partie immergée de l'iceberg. Elle peut amener à la transformation de protéines en fragments toxiques pour l'organisme. Dans l'intolérance alimentaire, ce n'est pas l'aliment lui-même qui est à l'origine du phénomène, mais l'accumulation de ses métabolites partiellement dégradés, qui va provoquer une inflammation chronique dite de « bas niveau », à l'origine de diverses maladies pouvant toucher tous les systèmes (céphalées, migraines, arthrite rhumatoïde, eczéma, dermatites chroniques, psoriasis, urticaire...). Elle peut être détectable par une analyse des peptides urinaires.

La maladie cœliaque ou intolérance au gluten

Cette maladie est due à une réponse immunitaire inadaptée à la gliadine du gluten alimentaire.

La gliadine fait partie de l'une des deux familles des protéines des céréales : les prolamines, qui sont particulièrement agressives pour le système immunitaire. Plus une céréale contient de prolamine, plus elle est agressive pour la paroi intestinale. La seconde famille, les gluténines, est beaucoup moins dangereuse. La gliadine déclenche une cascade immunologique : elle stimule l'inflammation, qui fait le lit de l'hyperperméabilité, qui aboutit à l'atrophie des villosités intestinales et à la malabsorption expliquant la malnutrition et l'intoxication par des substances (résidus d'aliments, de bactéries intestinales…). Les céréales qui contiennent peu de prolamine sont l'amarante, le millet, le quinoa, le sorgho et le sarrasin. Les autres prolamines qui ont un rôle avéré dans le déclenchement du processus auto-immun sont les sécalines du seigle, les hordéines de l'orge et les avénines de l'avoine.

Maladie à nette prédominance féminine, la maladie cœliaque touche 1 à 3 % de la population. Son déclenchement dépend de facteurs environnementaux comme l'absence d'allaitement maternel, la date d'introduction du gluten dans l'alimentation, la quantité de gluten absorbé et des infections virales, en particulier à adénovirus (virus à ADN), qui peuvent entraîner une perte de tolérance vis-à-vis du gluten*. Sa fréquence, c'est-à-dire la partie visible de l'iceberg, est en Europe de 1/400 en Suède à 1/4 000 au Portugal (1/2 500 en France), et de 1/700 en Afrique du Nord. L'incidence globale est de 0,1 à 1 % de la population.

Dans les études épidémiologiques, la prévalence de la maladie cœliaque varie de 0,5 à 1 % de la population. Elle atteint toutes les tranches d'âge, enfants et adultes, et dans 20 % des cas, est diagnostiquée après soixante ans. On estime que 80 % des sujets atteints ne sont pas diagnostiqués du fait de symptômes mineurs ou de formes asymptomatiques (par exemple : carence en fer uniquement ou passé chronique de douleurs abdominales vagues sans autre anomalie

* R. Bouziat *et al.*, « Reovirus Infection triggers Inflammatory Responses to Dietary Antigens and Development of Celiac Disease », *Science*, avril 2017, vol. 356, n° 6333, p. 44-50.

apparente). Son diagnostic repose sur l'analyse des signes cliniques, la réalisation de tests sérologiques et la biopsie de l'intestin grêle.

La reconnaissance des manifestations de la maladie, importante pour le diagnostic, reste complexe car elles sont variables et diverses, allant de l'absence de symptômes à la malnutrition sévère, voire de manifestations extra-digestives (ostéo-articulaires, endocrinologiques, neuropsychiatriques...) qui expliquent le nombre relativement élevé de cas non diagnostiqués.

Dans la forme classique du nourrisson et du jeune enfant, on retrouve les signes cliniques suivants :
- diarrhée chronique avec des selles caractéristiques « bouse de vache » ;
- perte de l'appétit précédant parfois la diarrhée, vomissements ;
- altération de l'état général : enfant pâle, apathique, grognon ;
- retard du développement psychomoteur ;
- tristesse, renfermement, troubles de l'humeur ;
- abdomen ballonné, membres grêles, perte du pannicule adipeux, « fesses tristes » ;
- ralentissement de la croissance.

Il existe une forme moins typique chez l'enfant plus âgé :
- symptomatologie digestive moins bruyante et qui reste au second plan : anorexie, inconfort abdominal, diarrhée plus rare, constipation ;
- symptomatologie limitée à une petite taille isolée chez un enfant ;
- pâleur, asthénie (anémie) ;
- rarement, une éruption généralisée ressemblant à l'herpès ;
- des anomalies de l'émail dentaire caractéristiques : aspect crénelé de la dent et sillons longitudinaux creusant l'émail.

Voire des manifestations totalement atypiques :
- aphtose buccale récidivante, troubles des ongles ;
- troubles du comportement ;
- douleurs osseuses, articulaires ;
- association avec d'autres maladies auto-immunes.

Les tests sérologiques recommandés par la Haute autorité de santé (HAS) sont :
- recherche des anticorps anti-endomysium de classe IgA et IgG ;
- recherche des anticorps anti-transglutaminase de classe IgA et IgG.

Si les tests sérologiques se révèlent positifs, une biopsie de l'intestin grêle est nécessaire pour confirmer le diagnostic, à la recherche d'une atrophie des villosités intestinales. Mais le diagnostic n'est définitivement confirmé qu'après un régime sans gluten, qui entraîne une disparition des symptômes et une régression de l'atrophie des villosités intestinales.

Le diagnostic repose donc sur la détection d'anticorps sériques spécifiques (IgA anti-transglutaminase) et la confirmation par des biopsies duodénales lors d'une endoscopie, qui corroborent des anomalies histologiques : augmentation du nombre de lymphocytes intra-épithéliaux, hyperplasie des cryptes et atrophie des villosités (replis de la muqueuse et du tissu conjonctif) intestinales d'intensité variable. Ce diagnostic sera facilité chez des patients génétiquement prédisposés, porteurs du phénotype HLA-DQ2 et/ou DQ8. En l'absence de ce phénotype, la maladie cœliaque est très improbable.

Le seul traitement possible pour la maladie cœliaque est l'observance, à vie, d'un régime strict sans gluten. Cela implique le retrait de l'alimentation de tous les produits contenant du blé, du seigle et de l'orge. Ces céréales peuvent être remplacées par des produits à base d'amidon de maïs, de riz ou de fécule de pomme de terre.

Les bénéfices de ce régime sont :

- au bout d'un mois, diminution des symptômes de la maladie ;
- après plusieurs semaines, disparition des auto-anticorps ;
- au bout de douze à dix-huit mois, diminution de l'atrophie des villosités intestinales.

L'allergie au blé

Cette allergie se manifeste par un tableau de réaction d'hypersensibilité immédiate avec manifestations allergiques (éruption cutanée, œdème de Quincke couplé à l'effort, choc anaphylactique dans les formes les plus graves). Elle est exacerbée par l'exercice physique, qui facilite l'absorption dans l'intestin des allergènes. La réaction immune est médiée par les immunoglobulines E (IgE). En effet, des IgE spécifiques ont été détectées contre des parties d'antigènes des oméga-5 gliadines* et des gluténines de haut poids moléculaire. Dans ce cas, il n'existe pas d'atrophie villositaire intestinale. Il s'agit d'une pathologie moins fréquente que la maladie cœliaque.

L'hypersensibilité au gluten non cœliaque

Les symptômes évocateurs de cette hypersensibilité sont des troubles fonctionnels digestifs (douleurs abdominales, alternance diarrhée-constipation, ballonnement abdominal) chez des sujets diagnostiqués non cœliaques et non allergiques, mais qui se trouvent améliorés par le régime sans gluten. Il n'existe à ce jour aucun lien rationnel scientifique clairement établi. On soupçonne aujourd'hui le rôle d'une dysbiose intestinale secondaire de divers facteurs propres à notre vie occidentale :

* T. Daengsuwan *et al.*, « Anticorps IgE anti-oméga 5 gliadine chez des enfants ayant une anaphylaxie induite par le blé », *Allergy*, 60 (4), p. 506-509.

- exposition environnementale à des quantités indécentes de molécules chimiques et à des aliments dénaturés ;
- stress ;
- sédentarité et vie citadine coupée de la terre ;
- excès d'hygiène.

Cette altération de la flore intestinale favorise la mutation des bactéries du microbiote, entraînant inflammation et augmentation de la perméabilité intestinale. Mais le rôle premier du gluten est peu probable. D'ailleurs dans ces cas, il n'existe pas d'atrophie villositaire intestinale.

La prévention des allergies alimentaires est possible par la mise en place de trois types de mesures :

1. Des mesures diététiques :

- en cours de grossesse : tentative d'exclusion des principaux allergènes alimentaires (arachide, œufs, lait...), efficace surtout si elle est mise en place avant la 22e semaine ;
- après la naissance : les mesures diététiques doivent s'appliquer un minimum de six à douze mois, comprenant l'allaitement au sein, les laits de riz, parfois les hydrolysats de caséine (mieux que les laits HA) et le report raisonnable de la diversification ;
- introduction des aliments solides entre 17 et 26 semaines de vie.

2. Des mesures d'éviction des allergènes respiratoires :

- lutte contre les acariens, les moisissures et les blattes, par les méthodes adaptées (allergies croisées) ;
- absence d'animaux domestiques (à relativiser, nous l'avons vu).

3. Des mesures d'éviction des facteurs non spécifiques d'agression :

- suppression du tabagisme passif pendant la grossesse et au cours de la petite enfance ;

- limitation des polluants atmosphériques et domestiques ;
- limitation des prises d'antibiotiques et, plus généralement, des traitements médicamenteux inutiles et de certaines vaccinations superflues ;
- limitation des modes de garde collectifs, qui favorisent la dépression immunitaire et la circulation des virus dangereux du type virus respiratoire syncitial (VRS), dont on connaît le rôle favorisant dans l'apparition de la maladie asthmatique ;
- reconstitution de la flore bactérienne colique en favorisant l'allaitement ou en prescrivant des probiotiques.

QUEL RÔLE JOUENT LES PROBIOTIQUES DANS LA PRÉVENTION DE L'ALLERGIE ?

Lorsque nous analysons toutes les preuves cliniques disponibles, il s'avère que les femmes qui prennent certains probiotiques (*Lactobacillus acidophilus*, lactobacilles et bifidobactéries) en période prénatale ou peu de temps après l'accouchement ont des enfants en bas âge qui ont des niveaux réduits d'anticorps IgE produits en réponse à l'allergie. Nous commençons seulement à comprendre comment traiter les intolérances et les allergies alimentaires, mais l'avenir amènera probablement une combinaison de deux progrès :

- mesures préventives orales (allergènes introduits dans l'alimentation paradoxalement très tôt dans la vie) ;
- administration modulée de probiotiques (comme *Lactobacillus rhamnosus* GG).

3

Prévenir les troubles chroniques

MALADIES INFLAMMATOIRES CHRONIQUES DE L'INTESTIN (MICI) : MALADIE DE CROHN ET RECTOCOLITE HÉMORRAGIQUE

Les maladies inflammatoires chroniques de l'intestin sont des pathologies qui correspondent à une inflammation chronique du système digestif (principalement de l'intestin), évoluant par poussées inflammatoires de durées variables (phase symptomatique) entrecoupées par des phases de rémission (phase asymptomatique). Ces pathologies regroupent deux entités principales, la maladie de Crohn (MC) d'une part et la rectocolite hémorragique (RCH) d'autre part, diagnostiquées en fonction de l'observation chez le patient de critères cliniques, endoscopiques, radiologiques et histologiques précis. Les maladies inflammatoires chroniques de l'intestin sont en augmentation constante dans les pays occidentaux. Leur fréquence a été multipliée par dix entre 1945 et les années 1980.

Aujourd'hui encore, l'étiologie de ces maladies reste inconnue. Il est communément admis que ce sont des pathologies multifactorielles complexes. Différentes études ont démontré l'implication, en proportions variables, de facteurs génétiques et environnementaux ainsi que le rôle du microbiote intestinal dans la survenue de ces pathologies. L'hypothèse étiologique actuelle décrit ces pathologies comme une réponse inflammatoire et immunitaire anormale vis-à-vis de la microflore intestinale, déclenchée ou aggravée par des facteurs environnementaux, chez des individus génétiquement prédisposés.

La théorie hygiéniste explique-t-elle l'augmentation des maladies inflammatoires chroniques de l'intestin dans les pays développés ? Très certainement oui, même si elle n'est pas la seule. Ainsi, il apparaît de plus en plus clairement que les bonnes conditions sanitaires dans les pays développés pourraient expliquer l'association de la proportion de patients souffrant de maladies inflammatoires chroniques de l'intestin avec le niveau d'industrialisation. On fait de la baisse de l'exposition à des agents microbiens et parasitaires, l'amélioration des conditions d'hygiène pourrait contribuer à une fragilisation de l'immunité, en provoquant une défaillance de l'apprentissage du système immunitaire. Cette défaillance instaure alors une réponse immunitaire inadaptée lors de l'exposition ultérieure à des antigènes environnementaux. Cette hypothèse est renforcée par le fait que, d'une part, cette baisse d'exposition aux agents microbiens est corrélée avec une augmentation des allergies, des maladies auto-immunes et des maladies inflammatoires chroniques, d'autre part, par le très faible nombre de cas de patients souffrant de maladies inflammatoires chroniques de l'intestin au sein des populations en contact permanent avec des bactéries et des parasites potentiellement pathogènes. Le rôle de la qualité de l'alimentation est également considéré avec beaucoup d'intérêt.

En France, les maladies inflammatoires chroniques de l'intestin débutent chez l'enfant dans environ 7,2 % des cas, avec un ratio de trois cas de maladie de Crohn pour un cas de rectocolite hémorragique. Le retentissement sur la croissance staturo-pondérale et sur le développement pubertaire est la principale complication de la maladie de Crohn. Chez ce dernier, la nutrition entérale est aussi efficace que la corticothérapie pour le traitement des poussées de la maladie. Les immunomodulateurs sont aussi de plus en plus utilisés. Chez l'enfant, la rectocolite hémorragique n'a pas de spécificité majeure par rapport à l'adulte, en dehors d'une atteinte plus étendue au diagnostic. Par contre, il a été démontré que ces deux maladies inflammatoires chroniques de l'intestin ont des populations microbiennes intestinales très différentes entre elles et différentes aussi lorsqu'on les compare à celles de sujets sains.

CAS PRATIQUE* : **COMPARAISON DES GÉNOMES BACTÉRIENS DES MALADIES INFLAMMATOIRES DIGESTIVES À CEUX DE SUJETS NORMAUX**

La comparaison des résultats du séquençage de génomes bactériens intestinaux portant sur 155 espèces bactériennes analysées dans trois cohortes différentes (14 sujets en bonne santé – *healthy* –, 21 rectocolites hémorragiques – *ulcerative colitis* – et 5 Crohn – *Crohn's disease*) montre des différences significatives entre ces trois populations.

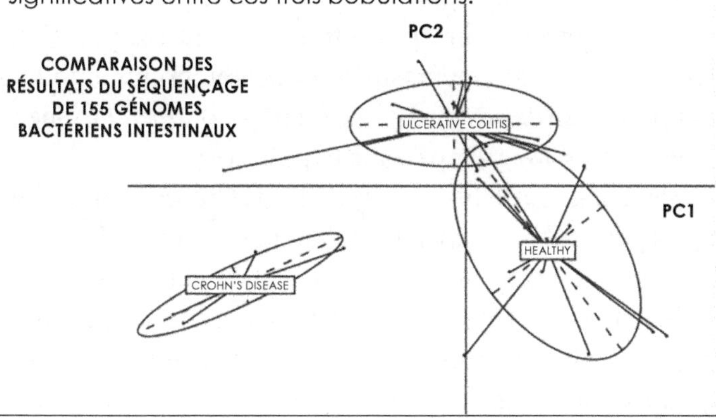

* J. Qin *et al.*, « A Human Gut Microbial Gene Catalogue established by Metagenomic Sequencing », *Nature*, 4 mars 2010, 464, p. 59-65.

MALADIE DE CROHN (MC) OU ILÉITE RÉGIONALE

C'est une maladie inflammatoire chronique de l'intestin touchant surtout la partie terminale de l'intestin grêle et le côlon. Seulement 9,2 % des maladies de Crohn sont à début pédiatrique. Les signes cliniques de cette maladie sont digestifs (douleurs abdominales, diarrhée, gaz, sang dans les selles, masse abdominale, lésions anales...), parfois généraux (perte de poids, fièvre...) et éventuellement extra-digestifs, avec atteintes de la peau, de l'œil, du poumon, des articulations... Une complication peut être inaugurale (abcès, péritonite, occlusion). Le diagnostic est confirmé par l'endoscopie, la radiographie ou le scanner et surtout par l'histologie où la biopsie atteste l'inflammation chronique.

Le traitement repose sur :

- les médicaments : aminosalicylates, métronidazole, ciprofloxacine, corticoïdes (budésonide – jamais en cas de dénutrition sévère ou de retard statural ou pubertaire) ;
- la nutrition entérale (Modulen©, riche en TGF-β2), solutés de nutrition entérale à débit constant (NEDC) ;
- la chirurgie : en cas d'échec du traitement ou de dépendance à celui-ci, après avoir épuisé toutes les autres possibilités, en particulier les traitements nutritionnels et immunomodulateurs, surtout en cas de sténose iléale ou iléo-colique D isolée ; ne pas attendre trop longtemps dans la puberté ;
- chez les enfants atteints de la maladie de Crohn, la prise de probiotiques pourrait participer à améliorer l'immunité. Des chercheurs ont remarqué que les patients atteints de la maladie de Crohn avaient une flore intestinale qui présentait une diminution de la proportion de certains groupes bactériens tels que *Clostridium leptum*, dont le principal représentant est *Faecalibacterium prausnitzii*. De plus, chez les patients pour lesquels une intervention chirurgicale s'était avérée nécessaire, le risque de récidive de la

maladie était d'autant plus important que le taux de *Faecalibacterium prausnitzii* intestinal était bas. En outre, on a montré que cette bactérie possédait des propriétés anti-inflammatoires sur un modèle animal. C'est pourquoi on fait l'hypothèse que la prolongation des rémissions pourrait être associée à la présence de cette bactérie.

RECTOCOLITE HÉMORRAGIQUE (RCH)

C'est une maladie inflammatoire hémorragique de l'intestin touchant surtout le rectum et la partie terminale du côlon. Seulement 4,9 % des rectocolites hémorragiques débutent dans l'enfance. Les conséquences nutritionnelles sont souvent au second plan :

- amaigrissement : 2/3 des cas,
- retard statural : 5 % des cas liés à des apports caloriques insuffisants.

Les antécédents familiaux et ethniques (juifs ashkénazes) constituent les principaux facteurs de prédisposition, mais les facteurs environnementaux (psychismes, mode de vie, alimentation, hygiène de vie…) prennent le pas sur les statistiques. Là encore règne en maîtresse la théorie hygiéniste. Elle incrimine la réduction de la promiscuité avec les microbes comme facteur favorisant la dysbiose et la dysimmunité. Des études ont démontré qu'une intervention chirurgicale pour une appendicite aiguë avant l'âge de vingt ans avait un effet protecteur vis-à-vis de la rectocolite hémorragique, en réduisant d'environ 70 % le risque d'apparition de cette pathologie. Il en est de même du rôle protecteur du tabagisme chez l'adulte.

Les signes cliniques de la rectocolite hémorragique sont digestifs (douleurs coliques, faux besoins, glaires...), parfois généraux (perte de poids, fatigue, fièvre...). Mais le signe principal est la diarrhée sanglante. Le diagnostic est confirmé par la coloscopie avec biopsies, qui atteste l'inflammation locale accompagnée d'ulcérations.

Le traitement classique repose sur les topiques locaux, la cortisone, les immunosuppresseurs et la chirurgie. Mais il existe plusieurs études randomisées (*random* signifie « hasard » en anglais) qui montrent des effets synergiques et le rôle préventif des probiotiques chez des patients atteints de rectocolite hémorragique. C'est le cas du probiotique VSL#3. C'est une préparation composée de huit bactéries, à savoir :

- *Lactobacillus casei,*
- *Lactobacillus plantarum,*
- *Lactobacillus acidophilus,*
- *Lactobacillus delbrueekii bulgaricus,*
- *Bifidobacterium longum,*
- *Bifidobacterium breve,*
- *Bifidobacterium infantis,*
- *Streptococcus salivarius thermophiles.*

La consommation de graines de *Plantago ovata*, que l'on appelle aussi ispaghul ou psyllium, a été testée pour soulager les symptômes gastro-intestinaux sur des patients atteints de rectocolite hémorragique.

Le tabac a un effet protecteur pour la rectocolite hémorragique, mais un effet délétère pour la maladie de Crohn. Attention dans ce cas au tabagisme passif.

SYNDROME DE L'INTESTIN IRRITABLE OU SII

Affectant près de 9 000 000 de personnes en France, le syndrome de l'intestin irritable (SII), ou colopathie fonctionnelle, correspond à des anomalies de la sensibilité et du fonctionnement de la paroi colique, qui est « algique ». Le syndrome de l'intestin irritable constitue, en dépit de sa bénignité, un véritable problème de santé publique. Il s'observe à tous les âges de la vie, y compris chez le jeune enfant, mais le plus souvent après la fin de l'adolescence. Un mauvais fonctionnement des communications nerveuses entre le système nerveux périphérique du tube digestif et le système nerveux central entre probablement en jeu dans ce syndrome. Le syndrome de l'intestin irritable peut avoir un retentissement scolaire certain lié à l'absentéisme.

Les relations complexes entre ce syndrome et les protéines du blé ont été récemment étudiées. Les personnes touchées par la maladie cœliaque rapportent souvent des symptômes très proches de ceux de l'intestin irritable, et qui persistent après le début de la diète sans gluten. Néanmoins, la recherche n'est pas parvenue à montrer qu'une diète avec ou sans gluten avait des effets significatifs sur le transit intestinal.

Au cours d'une autre étude, les plaintes gastro-intestinales des participants se sont améliorées pendant une diète dite sans « FODMAP », qui est un acronyme pour désigner un groupe de glucides qui sont faiblement absorbés et qui procurent de ce fait des substances servant à nourrir les bactéries de l'intestin. FODMAP signifie :

- **F** = Fermentescibles (rapidement fermentés par les bactéries du côlon)
- **O** = Oligosaccharides (fructanes et galacto-oligosaccharides ou GOS)
- **D** = Disaccharides (lactose)
- **M** = Monosaccharides (fructose en excès du glucose)
- **A** = And (et)
- **P** = Polyols (sorbitol, mannitol, xylitol et maltitol)

Le blé contient certains de ces glucides (notamment des fructanes), et c'est la raison pour laquelle certains chercheurs ont justifié les bienfaits d'un régime sans gluten. Néanmoins, la thèse n'est guère très crédible, car les légumes constituent une source bien plus riche de FODMAPs que le blé.

ARTHRITE CHRONIQUE JUVÉNILE INFANTILE OU MALADIE DE STILL

Les chercheurs ont montré une augmentation de la perméabilité intestinale dans tous les sous-groupes d'enfants porteurs d'arthrite chronique juvénile infantile (maladie de Still). Ils ont, de plus, retrouvé des composantes bactériennes dans les articulations de tous ces patients atteints d'arthrite inflammatoire. L'inverse est vrai : l'injection de composantes bactériennes dans l'articulation induit une inflammation de celle-ci. Dans la polyarthrite rhumatoïde, des recherches bien documentées ont montré le rôle favorable sur les symptômes d'un apport d'huiles de poisson, source d'acides gras oméga-3, en particulier l'acide eicosapentanoïque (EPA) qui agit directement sur le site de l'inflammation, de probiotiques, qui améliorent le syndrome de l'intestin perméable ou poreux (*leaky gut syndrome*), de certaines plantes anti-inflammatoires (griffe du diable, boswellia, curcuma, gingembre, etc.) et d'antioxydants (extraits de pépin de raisin et d'écorce de pin, etc.) qui luttent contre les dommages des radicaux libres (atome ou molécule qui a gagné ou perdu un électron) à l'origine de ce qu'on appelle le « stress oxydant » (agression de la cellule par des constituants réactifs oxygénés et/ou azotés).

QU'EST-CE QUE L'INFLAMMATION ?

Tout le monde connaît l'inflammation : douleur, gonflement, rougeur et chaleur qui font suite à une agression subie (blessure, infection, traumatisme, etc.). L'inflammation est une cascade de réactions générées par l'organisme (via les globules blancs) faisant intervenir de nombreuses substances, comme les prostaglandines et les cytokines. Mais il en existe un autre type : l'inflammation de bas grade (inflammation sourde, inflammation de bas niveau, *low grade inflammation* des Anglo-Saxons). Même si elle est cliniquement en dessous du seuil de perception de la douleur, cela n'empêche pas la sécrétion de molécules inflammatoires en excès, qui se propagent dans tout l'organisme (articulations, cœur, artères, cerveau, etc.) et causent de nombreux dégâts. Tout ceci sans que l'on s'en rende compte... Le ratio oméga-6/oméga-3 joue un rôle important dans l'inflammation de bas grade.

SURPOIDS, DIABÈTE ET OBÉSITÉ

Existe-t-il un lien entre le microbiote, le surpoids, l'obésité et le diabète ? Il est très probable que le microbiome intestinal affecte le risque de survenue d'une obésité. Il permet la synthèse des protéines, dont des hormones et des neurotransmetteurs, et également des protéines de l'inflammation pouvant passer dans la circulation sanguine et affecter la santé par le biais d'une inflammation de bas grade. Il interviendrait ainsi dans la genèse de nombre de pathologies majeures, au premier rang desquelles l'obésité et le diabète. Environ 90 % des bactéries intestinales appartiennent à l'un des deux embranchements microbiens représentés par les *Bacteroidetes* et les *Firmicutes*. Les *Firmicutes* tendent à générer plus d'énergie exploitable que les *Bacteroidetes*. Or les obèses ont une proportion plus grande de *Firmicutes*, qui transforment les aliments en source d'énergie facilement assimilable, dont des monosaccharides et des acides gras à courte chaîne. La production de ces molécules a pour conséquence l'augmentation du taux sanguin d'acétate, qui entraîne à son tour une insulino résistance et la synthèse gastrique de ghréline, hormone stimulant l'appétit. Plusieurs expériences suggèrent que le microbiome affecte grandement la survenue d'une obésité chez les mammifères. Des souris maigres et indemnes de germes (axéniques) ayant reçu le microbiome de souris obèses deviennent elles-mêmes obèses tandis que celles chez qui a été apporté du microbiome de souris maigres ne prennent pas de poids. Enfin, il a été montré que certaines espèces bactériennes, dont *Akkermansia muciniphila*, pourraient exercer un rôle dans la prévention de l'obésité, en diminuant l'inflammation adipocytaire et en améliorant la réponse à l'insuline. La prise d'antibiotiques dans les premières années de vie pourrait entraîner un surpoids chez l'enfant, notamment chez les garçons, en détruisant les bactéries intestinales protectrices.

Concernant le diabète de type 1, un travail* suggère par ailleurs que l'apport de probiotiques chez le nourrisson diminuerait le risque de sécrétion d'auto-anticorps contre les cellules bêta des îlots de Langerhans (cellules du pancréas qui sécrètent l'insuline), suggérant un possible impact du microbiome intestinal sur le risque de survenue du diabète de type 1. Cette action favorable est liée à la modulation de la réponse immunitaire pancréatique par la présence de certaines bactéries bénéfiques dans l'intestin.

* J. Sun *et al.*, « Pancreatic Beta-cells limit Autoimmune Diabetes via an Immunoregulatory Antimicrobial Peptide expressed under the Influence of the Gut Microbiota », *Immunity*, 4 août 2015.

Conclusion

Quels sont les facteurs nuisibles pour la santé des enfants, hier, aujourd'hui et demain ? Avons-nous répondu aux questions que nous nous posions au début ? Sommes-nous parvenus à échapper à l'emprise du temps en tentant d'apporter des réponses aux trois niveaux de notre problématique ? La connaissance du terrain, la prise en compte de l'environnement et les progrès de la science dans le domaine des rapports entre les bactéries et l'origine des maladies nous ont-ils procuré des solutions décisives pour la prise en charge des maladies infantiles ?

J'ose donner une réponse affirmative à ces interrogations. Car les progrès sont immenses ! La vision classique « une cause - une maladie » (postulats de Koch) ne recouvre plus l'ensemble des maladies liées à un conflit immunologique hôte-microbes. Elle n'en est qu'un sous-ensemble. Et les études sur le microbiote ont pris ces dernières années une telle importance qu'elles sont venues éclairer d'un jour nouveau une bonne partie des inconnues concernant l'origine des maladies, les causes de l'augmentation des pathologies dégénératives d'origine inflammatoire, ainsi que les raisons de l'irruption de nouvelles pathologies dans nos sociétés industrialisées.

Si ce que nous mangeons, buvons et respirons conditionne notre santé, venant conforter les données de la « vieille » théorie hygiéniste du XIXe siècle, un autre paradigme a vu le jour depuis une trentaine d'années, à la lumière de données cumulatives venant confirmer l'impact négatif croissant de l'environnement sur la santé et la fertilité. Les progrès dans la connaissance de l'épigénétique sont venus alimenter ce qui est devenu une seconde théorie permettant d'expliquer les faits observés : la théorie développementale (ou « théorie de la programmation »). Ces deux axes se croisent au carrefour de ce qui a toujours été là depuis que le vivant a pris pied sur la planète Terre : le « terrain » au sens large (phénotype), expression palpable et visible du code génétique (génotype), origine de la théorie miasmatique hahnemannienne.

Nous avons donc à notre disposition aujourd'hui une « triade magique » qui nous permet de décrypter, d'expliquer, de soigner et de contrôler les maladies modernes, comme Champollion les hiéroglyphes. Mais aussi et surtout des moyens pour les prévenir et les guérir, sous la houlette de la « santé publique », aujourd'hui mondialisée grâce à l'OMS.

Voici une synthèse des mots clés de cette triade magique :

1. Théorie hygiéniste (Strachan)
- Inflammation
- Gluten et caséine : peptides toxiques, actions opioïdes
- Dysbiose intestinale
- Perméabilité intestinale (syndrome de l'intestin perméable, « *leaky gut syndrome* »)

2. Théorie de la programmation (Barker)
- Inflammation
- Effet toxique et cumulatif de l'environnement à petites doses
- Effet cocktail
- Transmission épigénétique de caractères acquis

3. Théorie miasmatique (Hahnemann)
- Inflammation
- Infections chroniques (« miasmes », *Borrelia*, mycoplasme…)
- Immunité générale déficiente
- Immunité locale déficiente

C'est l'inflammation qui fait le lien entre ces trois paradigmes, en particulier celle de « **bas grade** », ou « inflammation sourde », qui est probablement le point commun originel de toutes les maladies évoquées dans cet ouvrage (maladies de surcharge, dégénératives, auto-immunes…).

C'est dire le rôle important des médecins dans le futur, surtout s'ils sont homéopathes, eux qui sont au carrefour de toutes les connaissances, de la science, de la philosophie, de l'éthique et de l'humanisme. Car ils sont capables de s'approprier les progrès de toutes les sciences pour en faire une panacée à la disposition de tous les « souffrants » du monde, leurs frères et sœurs en humanité.

Bibliographie

LIVRES

- Cassard A.-M et Perlemuter G., *Les bactéries, des amies qui vous veulent du bien*, Solar.
- Enders G., *Le charme discret de l'intestin*, Actes Sud.
- Gilbert J. et Knight. R., avec Blakeslee S., *Dirt is Good : the Advantage of Germs for Your Child's Developing Immune System.*
- Hahnemann S., *Organon de l'art de guérir*, 6e édition, J. B. Baillière et Similia.
- Horel S., *Intoxication*, La Découverte.
- Latour-de Mareüil E. et Popowski P., *Olfaction et homéopathie*, FFSH, 2017.
- Lazaratou H. et Golse B., *De l'inhibition à l'hyperactivité*, PUF.
- Menthéour E., *Et si on arrêtait d'empoisonner nos enfants ?*, Solar.
- Perlemuter D. avec Loberg K., *L'intestin au secours du cerveau*, Marabout.
- Popowski P., *Soigner son enfant avec l'homéopathie*, Le Rocher.
- Popowski P., *Homéoptahie et petite pathologie du nouveau-né et du nourrisson*, Similia.
- Rafal S., *Ben mon côlon !*, Leduc.s.

ARTICLES

- Aagaard K., Ma J., Antony K. M., Ganu R., Petrosino J. et Versalovic J., « The Placenta Harbors a Unique Microbiome », *Science Translational Medicine*, 21 mai 2014.
- Arumugam M., Raes J., Pelletier E., Le Paslier D., Yamada T, Mende D. R. *et al.*, « Enterotypes of the Human Gut Microbiome », *Nature*, 12 mai 2011, 473 (7346), p. 174-180.
- Chu D. M., Antony K. M., Ma J., Prince A. L., Showalter L., Moller M. et Aagaard K. M., « The early infant gut microbiome varies in association with a maternal high-fat diet », *Genome Medicine*, 2016.
- De Magistris L., Familiari V., Pascotto A., Sapone A., Frolli A., Iardino P., Carteni M., de Rosa M., Francavilla R., Riegler G., *et al.*, « Alterations of the intestinal barrier in patients with autism spectrum disorders and in their first-degree relatives », *J. Pediatr. Gastroenterol. Nutr.*, 2010, 51, p. 418–424.
- Doré J. et Marteau P., *Le microbiote intestinal : un organe à part entière*, Éd. John Libbey Eurotext, 2017.
- Doucet S., Soussignan R., Sagot P. et Schaal B., « The Secretion of Areolar (Montgomery's) Glands from Lactating Women Elicits Selective, Unconditional Responses in Neonates », *PLOS One*, 2009, 4 (10), e7579.
- Haouari N., « 1er Congrès européen sur la méthode de soins maternels Kangourou : Uppsala, 6 et 7 octobre », *Revue de médecine périnatale*, Springer-Verlag, 2009, p. 1-68.
- Jimenez E. *et al.*, *Research in Microbiology*, 2008, 159, p. 187-193.
- Jimenez E. *et al.*, « Isolation of Commensal Bacteria from Umbilical Cord Blood of Healthy Neonates born by Cesarean Section », *Current Microbiology*, octobre 2005, 51 (4), p. 270-274.
- Joo N. S., Evans I. A., Cho H. J., Park I. H., Engelhardt J. F., Wine J. J., « Proteomic Analysis of Pure Human Airway Gland Mucus reveals a Large Component of Protective Proteins »,

PLOS One, 23 février 2015 ; 10(2):e0116756. doi : 10.1371/journal. pone.0116756. eCollection 2015.

- Kolopp-Sarda M.-N., « Système immunitaire muqueux et microbiote intestinal. Histoire d'une symbiose », *Revue francophone des laboratoires*, juillet-août 2016, vol. 2016, n° 484, p. 39-47.
- McCann D. *et al.*, « Food Additives and Hyperactive Behavior in 3-year-old and 8/9-year-old Children in the Community : a randomised, double-blinded, placebo-controlled Trial », *The Lancet*, 3 novembre 2007, vol. 370, n° 9598, p. 1560-1567.
- Ralston N. V. et Raymond L. J., « Dietary selenium's protective effects against methylmercury toxicity », *Toxicology*, 2010, 278 (1), p. 112-123.
- Remot A et al., « Bacteria isolated from lung modulate asthma susceptibility in mice », *The ISME Journal*, Advance online publication 3 January 2017.
- Sansonetti P., *Des microbes et des hommes. Guerre et paix aux surfaces muqueuses*, Leçon inaugurale au Collège de France.
- Schlagenhauf U. *et al.*, « Regular Consumption of *Lactobacillus reuteri*-containing Lozenges reduces Pregnancy Gingivitis : an RCT », *Journal of Clinical Periodontology*, 2016, 43, p. 948-954, DOI : 10.1111/jcpe.12606.
- Qin J. *et al.*, « A Human Gut Microbial Gene Catalogue established by Metagenomic Sequencing », *Nature*, 4 mars 2010, 464, p. 59-65.
- Weizman Z., Asli G. et Alsheikh A., « Effect of a Probiotic Infant Formula on Infections in Child Care Centers : Comparison of Two Probiotic Agents », *Pediatrics*, janvier 2005, vol. 115, n° 1.
- Correspondence to : Prof Jim Stevenson, School of Psychology, Faculty of Medicine, Health and Life Sciences, University of Southampton, Southampton SO17 1BJ, UK.

Glossaire

Bactérie. Organisme vivant microscopique (environ 2 microns), le plus souvent unicellulaire, dont la structure ne comporte pas de noyau.

Bioremédiation. Décontamination de milieux pollués au moyen de micro-organismes.

Commensal. Qualifie un organisme vivant qui se nourrit des déchets produits par un autre organisme, mais sans lui porter préjudice.

Dysbiose. Déséquilibre du microbiote associé à des conséquences néfastes pour l'hôte.

Génotype. Ensemble ou partie de l'information génétique d'un individu (composition génétique).

Gram positif. Technique de coloration appelée coloration de Gram. Les bactéries à Gram positif apparaissent mauves au microscope. La coloration au Gram est un facteur déterminant dans la classification bactérienne.

Gram négatif. Technique de coloration appelée coloration de Gram. Les bactéries à Gram négatif apparaissent roses au microscope. La coloration au Gram est un facteur déterminant dans la classification bactérienne.

Homéostasie. Processus de régulation par lequel l'organisme maintient les différentes constantes du milieu intérieur (ensemble des liquides de l'organisme) entre les limites des valeurs normales.

Paradigme. Conception théorique dominante ayant cours à une certaine époque dans une communauté scientifique donnée, qui fonde les types d'explication envisageables, les modèles cohérents de représentation du monde et les types de faits à découvrir dans une science donnée.

Phénotype. Ensemble des traits observables d'un individu.

Taxonomie. Synonyme de classification.

Th1. Nom des lymphocytes de type *T helper 1* (Th1) qui stimulent principalement les réactions à des infections microbiennes.

Th2. Nom des lymphocytes de type *T helper 2* (Th2) qui stimulent principalement les réactions allergiques (à médiation par IgE).

Xénobiotique. Désigne ce qui est étranger à la vie (= substance ou molécule étrangère à la biosphère) ; - d'où par extension : molécules chimiques de synthèse étrangères à l'organisme et résistantes à la biodégradation ; - ou substance possédant des propriétés toxiques même à faibles concentrations.

L'auteur

Pierre Popowski est docteur en médecine, pédiatre homéopathe, vice-président de la Société médicale de biothérapie (SMB), rédacteur en chef adjoint de la revue *Les Cahiers de biothérapie*. Il enseigne au sein de la Fédération française des sociétés d'homéopathie (FFSH). Journaliste et écrivain, il est l'auteur d'ouvrages médicaux traduits en de nombreuses langues.

Remerciements

Je tiens à adresser mes remerciements :

À mon épouse, Ghislaine, pour son soutien et sa patience,

Et à mes trois fils, Thomas, Antoine, Benoît, pour leur lointaine proximité.

J'adresse également mes chaleureux remerciements au Dr Serge Rafal, auteur de *Ben mon côlon !*.

Table des matières

Achevé d'imprimer en France
par CPI Bussière
à Saint-Amand-Montrond (18)
Dépôt légal : octobre 2017
N° d'impression : 2031616